DE L'ICTÈRE

DANS LES

KYSTES HYDATIQUES DU FOIE

PAR

Octave ORTIZ-COFFIGNY
Docteur en médecine de la Faculté de Paris.

PARIS
ALEXANDRE COCCOZ, LIBRAIRE-ÉDITEUR
11, RUE DE L'ANCIENNE-COMÉDIE, 11

—

1881

DE L'ICTÈRE

DANS LES

KYSTES HYDATIQUES DU FOIE

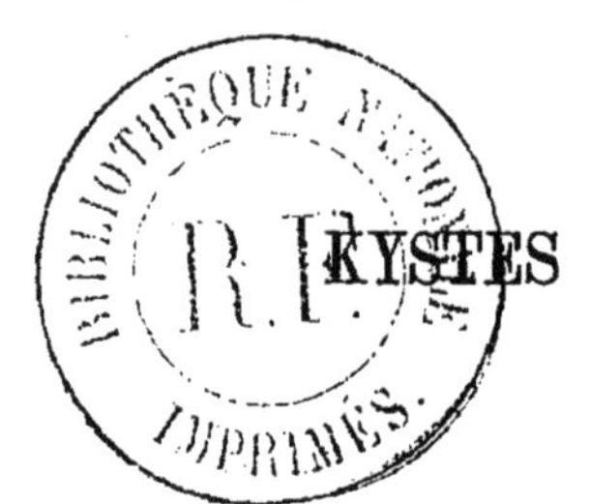

PAR

4420

Octave ORTIZ-COFFIGNY
Docteur en médecine de la Faculté de Paris.

PARIS
ALEXANDRE COCCOZ, LIBRAIRE-ÉDITEUR
11, RUE DE L'ANCIENNE-COMÉDIE, 11

1881

8°Td 115
152

DE L'ICTÈRE

DANS

LES KYSTES HYDATIQUES DU FOIE

INTRODUCTION

Les questions que soulève la localisation des échinocoques dans le tissu du foie sont aussi variées qu'intéressantes, aussi bien au point de vue de l'étiologie et de l'anatomie pathologique qu'au point de vue symptomatique ou thérapeutique. Nous voulons nous borner dans ce travail à l'étude d'un point isolé de l'histoire des kystes hydatiques du foie : l'ictère. Mais si bien circonscrit que paraisse au premier abord le sujet, il n'en touche pas moins à bien des côtés cliniques et anatomo-pathologiques qui ne sont pas indignes d'attention. L'ictère, d'après les livres classiques, est une rareté dans le tableau clinique des kystes échinocoques du foie, et à en juger d'après les auteurs, la présence de ce symptôme doit éloigner l'esprit du diagnostic de tumeur hydatique. Cette règle peut être vraie pendant une grande partie de l'évolution du kyste. Mais de combien de péripéties peut être traversée cette évolution, soit que, sous une influence quelconque le kyste s'enflamme, soit qu'il se rompe dans les canaux biliaires, soit que dans son extension il vienne comprimer un des gros canaux excréteurs, soit qu'enfin il provoque par sa présence dans le tissu même du foie ou dans les voies d'écoulement de la bile des phénomènes inflammatoires encore peu étudiés. Chacun de ces épisodes peut s'accompagner des symptômes de la rétention biliaire, et nous espérons montrer que l'ictère est une des manifestions qui traduit le plus fréquemment l'évolution déviée des tumeurs hydatiques.

Nous avons réuni un assez grand nombre d'observations de kystes hydatiques du foie avec ictère Nous utiliserons ces observations, chemin faisant; nous jugeons donc inutile de faire ici un historique qui se bornerait à des indications bibliographiques et qui nous exposerait à des redites inutiles. Mais, avant d'entrer en matière, nous devons dire que l'idée de cette thèse nous a été inspirée par l'observation de kyste avec hépatite interstitielle que nous avons pu suivre dans le service de M. le professeur Hardy, à la Charité, et dont M. Déjérine nous a communiqué l'examen microscopique. Nous remercions ici M. Déjérine de sa bienveillance; nous remercions en même temps M. le profesfesseur Hardy d'avoir bien voulu accepter la présidence de cette thèse.

La première partie de notre travail sera consacrée à l'étude des causes qui peuvent produire l'ictère dans le cours de l'évolution d'un kyste hydatique. Ce chapitre qui sera aussi un chapitre d'anatomie-pathologique, comprendra les modifications que fait subir au tissu hépatique la présence d'une tumeur à échinocoques, et en particulier les lésions qui résultent de l'oblitération ou de l'irritation des voies biliaires par le voisinage de cette tumeur.

Dans la deuxième partie, nous étudierons les divers phénomènes qui accompagnent l'ictère et les différentes modalités cliniques que revêt cet ictère ; nous verrons ensuite s'il est possible d'arriver à un diagnostic précis, et si ce diagnostic établi, le médecin peut par un traitement approprié, éviter les complications.

PREMIÈRE PARTIE

Des causes de l'ictère dans les kystes hydatiques du foie et de leurs conséquences au point de vue anatomo-pathologique.

Les auteurs classiques, nous l'avons dit, considèrent l'ictère comme une rareté dans la symptomatologie des tumeurs hydatiques au foie. Grisolle dit d'une manière générale que « la compression des canaux biliaires, du tronc de la veine porte et du diaphragme explique l'ictère, l'ascite, la dyspnée et la toux qu'on observe quelquefois à une période plus ou moins avancée. » Le professeur Jaccoud dit à peu près de même : « ... Quand la tumeur est, par exception, voisine du hile, elle provoque par compression des accidents qui peuvent égarer le diagnostic, par cela même qu'ils sont étrangers à la symptomatologie commune de la maladie ; ces symptômes sont, pour la tumeur voisine du hile, l'ascite et l'ictère persistants. » Dans son Traité des maladies du foie, Frerichs n'en dit pas beaucoup plus long. « Les hydatides du foie s'accompagnent rarement de symptômes se rattachant à des troubles de l'excrétion biliaire ou de la circulation porte ; l'ictère, l'ascite, les troubles digestifs permanents manquent le plus souvent. » Plus loin, il ajoute : « La communication des hydatides avec les voies biliaires est le plus souvent méconnue pendant la vie ; on peut la soupçonner lorsqu'un ictère se développe rapidement, ou qu'on observe des symptômes analogues à ceux qui accompagnent le passage des calculs biliaires à travers le canal cholédoque, surtout si en même temps la tumeur diminue » (1).

Dans ses remarquables *leçons cliniques sur les maladies du foie*, Murchison est au contraire beaucoup plus explicite sur ce sujet. Il cite plusieurs observations intéressantes de tumeurs hydatiques avec ictère, observations que nous rapportons plus loin, et il entre dans des détails assez circonstanciés sur les accidents qui résultent de l'ouverture du kyste dans les voies biliaires (2). Sur les 32 cas de kyste hydatique observés par lui, 11 se sont accompagnés d'ictère.

D'après les faits que nous avons rassemblés et dont un certain nombre sont indiqués dans l'ouvrage de Murchison ou résumés dans le Traité des entozoaires de Davaine, nous diviserons en deux grandes catégories les causes qui déterminent l'ictère dans le cours de l'évolution d'un kyste hydatique du foie : causes mécaniques et causes irritatives.

CHAPITRE PREMIER

CAUSES MÉCANIQUES DE L'ICTÈRE.

Ces causes mécaniques peuvent se résumer en un mot : l'obstruction des gros canaux biliaires et l'obstacle apporté

(1) Frerichs. Traité des maladies du foie, trad., pp. 598 et 599.

(2) Murchison. Leçons cliniques sur les maladies du foie, trad., p. 65.

au cours de la bile. Mais cette obstruction peut se faire de deux manières: ou bien l'oblitération se produit lentement par le développement graduel du kyste qui. siégeant au niveau du hile ou de la face inférieure au foie, vient peu à peu comprimer les canaux hépatiques ou le canal cholédoque; ou bien le cours de la bile est brusquement interrompu par la rupture du kyste dans les voies biliaires, et le déversement des vésicules hydatiques dans l'intérieur des canaux. De là deux mécanismes : obstruction et compression des canaux biliaires.

A. — *Obstruction des canaux biliaires.*

Nous avons réuni 20 cas d'obstruction du canal cholédoque ou hépatique par les vésicules hydatiques. Sur ces 20 cas, 3 fois seulement l'ictère a manqué. Dans un cas, cette absence d'ictère s'explique par le fait que la bile s'éliminait par une fistule pulmonaire (Hawkins) (1). Mais dans les deux autres cas, insérés dans les Bulletins de la Société anatomique, par M. Font-Reaulx et par M. Sevestre, ils n'ont pas donné l'explication de cette anomalie ; peut-être l'obstruction n'était-elle pas complète. Dans l'observation de Font-Reaulx, il est dit en effet « qu'en incisant le canal cholédoque, on trouvait vers son milieu une vésicule hydatique *affaissée*, teinte par la bile » (2).

Dans tous les autres cas, l'ictère a été la conséquence de l'oblitération des gros canaux biliaires. C'est le plus

(1) Hawkins. Obstruction du canal cholédoque par un kyste hydatique, sans ictère. Med. chir. trans., t. XIII, p. 148.

(2) Font-Reaulx. Soc. anat., 1865, p. 645. Sevestre, Soc. anat., 1873, p. 416.

souvent le cholédoque qui est obstrué seul, parfois pourtan un des canaux hépatiques est oblitéré en même temps; mais, en général, c'est dans un des canaux hépatiques que se fait la rupture du kyste. Une des observations les plus remarquables et les plus complètes, au point de vue des détails anatomiques, est celle qui a été publiée par M. Charcot dans les Comptes rendus de la Société de biologie. Dans ce cas, le cholédoque, le canal hépatique et sa branche gauche étaient remplis par un grand nombre de débris d'hydatides baignés dans la bile. Le cholédoque paraissait extérieurement distendu par une substance ayant la consistance de la cire. Quand on le comprimait, on voyait une goutte de bile verte, puis une sorte de membrane ridée, fortement teinte en vert par la bile, et qui n'était autre chose qu'une hydatide.

Dans le cas de Johnson, quand on comprimait le kyste, on faisait passer les hydatides dans le duodénum.

Dans l'observation de MM. Dutruille et Vinache, une vésicule hydatique était implantée dans la muqueuse du cholédoque, à quelques centimètres de son embouchure duodénale. Les auteurs n'ont pas voulu dire sans doute que la vésicule s'était développée en ce point de la muqueuse, car elle provenait bien évidemment du kyste hépatique rompu dans une des branches du canal hépatique. Dans les deux cas de Murchison, la membrane hydatique s'était arrêtée juste à l'orifice de l'ampoule de Vater et faisait saillie en partie dans le duodénum. Murchison rapporte encore qu'au musée de l'hôpital Saint-Barthélemy, à Londres, est un spécimen de tumeur hydatique du lobe droit du foie s'ouvrant dans le canal cholédoque qui est obturé par des hydatides, dont une pénètre dans le duodénum à travers l'orifice du canal.

Voici quelques-uns de ces faits d'obturation du cholédoque par uue vésicule hydatique.

Observation I.

Kyste communiquant avec les voies biliaires, hydatiques dans ces conduits ; absence de ces vers dans le kyste (1).

Plaz (Christophe), âgé de 47 ans, cuisinier, entré le 19 juillet 1854, salle Saint-Charles, nº 5, à l'hôpital de la Charité.

Ce malade, extrêmement affaibli et très souffrant lors de son entrée à l'hôpital, peut à peine nous donner quelques renseignements sur son état antérieur. Il souffre et dépérit depuis quatre mois environ. Oppression, douleur sourde et profonde dans la région du foie, s'étendant parfois vers l'épaule droite et vers le flanc droit. Il y a trois mois, jaunisse très marquée. Au début, cette jaunisse a été accompagnée de vomissements alimentaires, puis diarrhée. La jaunisse a disparu au bout de quelques semaines, puis a reparu, il y a une quinzaine de jours. Cette fois, elle a persisté jusqu'à la mort.

Le 19 juillet, Platz est pris tout à coup de douleurs hépatiques beaucoup plus vives que d'habitude, et qui se répandent dans toute l'étendue de l'abdomen; le malade est transporté à la Charité quelques heures après. Nous l'y trouvons dans l'état suivant. Ictère foncé, presque vert; maigreur générale. Face grippée, violacée, froide. Extrémités froides et cyanosées. Pouls à 120°, très dur, très plein. Douleurs très vives à la pression, dans toute la région de l'abdomen, plus prononcée à droite, sous les fausses côtes. Ventre plutôt rétracté. Urines ictériques. Langue sèche; voix extrêmement faible. Les symptômes vont en s'aggravant. Mort le 23 juillet.

Autopsie. A l'ouverture de la cavité abdominale, on reconnaît l'existence d'une péritonite générale très intense. Le foie est refoulé directement d'avant en arrière, et de dehors en dedans, de

(1) Charcot. Soc. de biologie, 1854, 2e série, t. I, p. 99.

telle sorte que les faces supérieures du lobe droit et du lobe gauche présentent chacune de leur côté une excavation qui regarde en avant et en dehors. Ces sortes de cavités, ainsi comprises entre la face supérieure du foie et la paroi abdominale antérieure, sont remplies par un liquide d'un jaune foncé, ayant tout à fait l'aspect de la bile, et tenant en suspension des flocons albumineux. Les circonvolutions de l'intestin sont collées les unes aux autres par des fausses membranes, molles, de formation évidemment très récente, et teintes en rouge par de la matière colorante de la bile. Les intestins ne présentent aucune altération; ils sont remplis par une matière semi-liquide, d'une couleur gris sale. Ils ne contiennent rien qui ressemble aux calculs biliaires ou à des fragments d'hydatides. Estomac normal. Rate normale. Le foie, à part l'aplatissement dû à la compression qu'il a subi, et les fausses membranes qui le recouvrent, ne présente aucune altération de texture. On le laisse en place, ainsi que l'estomac et le duodénum, et l'on dissèque avec soin les canaux biliaires. *Le canal cholédoque est extrêmement volumineux ; il paraît distendu par une substance ayant la consistance de la cire. Quand on le comprime, on voit sortir par son orifice duodénale d'abord une gouttelette de bile verte, puis une sorte de membrane ridée, fortement teinte en vert par la bile, et qui, ainsi que nous le verrons, n'est autre chose qu'un hydatide. Le canal cholédoque est alors ouvert avec précaution, et on le trouve remplit par un grand nombre de débris d'hydatides baignés dans la bile. Ces fragments s'étendent jusque dans la ramification principale gauche du canal cholédoque, qui est très dilatée.* La ramification du côté droit est également fort distendue, mais par de la bile seulement.

Le canal cystique est tout à fait aplati, par suite de la compression exercée sur lui par le cholédoque distendu. La vésicule biliaire n'est pas plus volumineuse qu'à l'état normal; elle est pleine d'une bile épaisse, d'un noir vert, beaucoup plus foncée que celle qui imprègne les hydatides du canal cholédoque.

En examinant avec attention la face inférieure du foie, on finit par découvrir au niveau de l'origine œsophagienne de la petite courbure de l'estomac, plus près du bord postérieur que du bord antérieur de l'organe hépatique, à 4 ou 5 centimètres en viron à gauche du canal cholédoque, une cavité hémisphérique, allongée dans le sens transversal, et qui, si elle était complète, pourrait loger un gros œuf de poule. Cette sorte de poche s'ouvre largement dans l'arrière-cavité des épiploons; cependant on la trouve limitée de ce côté, mais en partie seulement et d'une manière très incomplète, par une sorte de membrane blanchâtre, déchiquetée, qui est libre et flottante du côté de l'extrémité gauche du kyste, tandis qu'elle est adhérente à son extrémité droite. La cavité que nous venons de décrire n'est autre chose qu'un kyste hydatique; elle est constituée par une membrane propre, brune, dont la surface extérieure adhère intimement au tissu du foie qui la loge, et dont la membrane flottante dont nous avons parlé n'est qu'un débris. La face interne de ce kyste est tapissée par une matière d'apparence caséeuse, teinte de bile. La cavité communique largement avec la branche droite de bifurcation du canal cholédoque par deux parties ayant 1 centimètre 1/2 de long chacune, sur 1/2 centimètre de large seulement; mais ces orifices sont encore dilatables. La cavité du kyste ne contient pas de débris d'hydatides; on n'en a pas rencontré non plus dans le liquide épanché dans l'abdomen. Il est hors de doute que les fragments membraneux contenus dans le canal cholédoque sont bien des débris d'hydatides. D'abord, quand on les fait flotter dans l'eau on reconnaît les membranes enkystées transparentes, couvertes de granulations qui caractérisent ces sortes de poches; seulement ici elles sont fortement teintées en vert par la bile. Enfin l'examen microscopique fait reconnaître, au milieu du liquide qui les baigne, l'existence des crochets, qui sont la preuve indubitable des échinocoques. Les autres organes n'ont présenté aucune altération.

Observation II.

Tumeur hydatique du foie s'ouvrant dans le canal cholédoque. Ictère dû à l'obstruction du canal par une vésicule d'hydatide (1). (Résumé).

J. R..., entrée le 13 novembre 1874. Douleur de temps à autre dans l'hypochondre droit depuis huit mois. Un mois avant son

(1) Murchison. Loc. cit., obs. XXXIII, p. 116.

entrée, douleurs plus fortes et, au bout d'une quinzaine de jours, douleurs lancinantes aiguës, subites, dans l'hypochondre droit, accompagnées de frissons et de vomissements, et suivies, deux jours après, d'ictère avec une urine comme du porter, et selles blanchâtres.

Etat à l'entrée.— Amaigrissement et prostration. Ictère marqué des conjonctives et de la peau. Constipation, un lavement amène quelques matières fécales blanchâtres. La matité hépatique est très étendue, et descend jusqu'à 2 pouces au-dessous de l'ombilic. L'urine contient beaucoup de pigment biliaire et d'urates, et de l'albumine.

17 novembre. Crise de diarrhée qui dure pendant trois jours, pendant lesquels la malade a eu, au lit, de nombreuses garde-robes noires, liquides, très fétides, qui malheureusement ne furent examinées avec soin. Prostration s'aggrave. Etat de stupeur, avec langue sèche et fuliginosités autour de la bouche. Mort, le 25 novembre.

Autopsie. Le lobe droit du foie a subi une élongation considédérable; il occupe une étendue de 9 pouces au-dessus de l'extrémité inférieure du sternum. Un kyste hydatique, de 2 pouces de diamètre, se projetait de son bord antérieur, et présentait l'apparence de la vésicule biliaire. Un autre kyste, plus gros que le poing, était enfoncé dans la substance du lobe droit; ce kyste contenait un liquide ayant l'aspect du pus, coloré par de la bile, et d'autres kystes plus petits. Sa cavité communiquait avec les conduits biliaires. *Un amas considérable de membrane hydatique obstruait la terminaison du canal cholédoque, et faisait sa il lie en partie dans le duodénum.* Les canaux, chelédoque, cystique et hépatique, étaient tous considérablement dilatés, et, dans l'intérieur du foie, les conduits biliaires étaient aussi dilatés, de manière à présenter des cavités analogeus à des cavités kystiques, et remplies d'un liquide opaque, couleur orange. La vésicule biliaire renfermait trois calculs et quelques petits kystes hépatiques.

Rien d'important dans les autres organes.

Observation III.

Tumeur hydatique du foie ouvert dans le canal cholédoque. Ictère et suppuration du kyste. Obturation du cholédoque par une vésicule hydatique. (Résumé).

C..., âgée de 30 ans. Tuméfaction à l'épigastre depuis l'âge de 14 ans, sans trouble de la santé générale. Dix jours après son entrée à l'hôpital, prise soudainement dans le dos et dans la partie supérieure de l'abdomen d'une vive douleur, qui la faisait presque courber en deux. Cette douleur ne tarda pas à être suivie de fièvre et quatre jours plus tard d'ictère, qui devint bientôt intense, avec l'urine couleur de porter foncé, et absence complète de bile dans les selles. La tuméfaction de l'épigastre et de l'hypochondre gauche augmente. Ni frissons, ni vomissements.

Amaigrissement extrême. Ictère intense généralisé. Tumeur distincte à l'épigastre, s'étendant en apparence dans les deux hypochondres. Légère fluctuation et frémissement, comme provenant d'un liquide. Température, 39,2. Urines ictériques.

Ce fait, que la tumeur contenait du liquide et qu'elle avait probablement existé depuis des années sans provoquer des symptômes, indiquait une hydatide. La douleur aiguë suivie d'ictère, avec selles dépourvues de bile, indiquait que cette hydatide avait une communication avec le conduit biliaire principal, et l'avait obstrué ; d'un autre côté, l'accroissement de la tumeur, la fièvre et la grande prostration, s'expliquaient par l'inflammation de la poche consécutive à la pénétration de la bile. Tel fut le diagnostic.

On ponctionna la tumeur, ce qui paraissait offrir la seule chance de salut, avec un trocart fin, puis avec un gros trocart, et on fixa un tube dans l'ouverture. Injections phéniquées à 2 p. 100.

Durant les dix premiers jours, l'abdomen revint presque à ses diamètres normaux. L'ictère s'effaçait presque complètement sur la peau et dans les urines ; mais les selles restaient aussi peu claires qu'auparavant.

Dans la nuit du onzième jour, frissons répétés, vomissements prostration rapide. Le lendemain matin, délire. Mort dans l'après-midi.

Autopsie. Pas de liquide dans le péritoine, ni trace de péritonite récente ; mais adhérences solides entre la tumeur et le diaphragme, et en avant avec les parois abdominales.

Le lobe gauche du foie avait disparu, et sa place était occupée par un énorme kyste hydatique. Ce kyste contenait environ deux pintes d'un liquide épais, vert, très fétide, avec de gros fragments de la vésicule mère. Il s'ouvrait extérieurement par l'ouverture pratiquée à la paroi abdominale, tandis qu'à l'intérieur il communiquait avec le canal cholédoque par une ouverture assez large pour recevoir un cathéter d'un gros calibre. En incisant le duodénum, on trouve l'orifice du cholédoque assez dilaté pour y introduire une plume d'oie, *mais obturé par une grosse vésicule hydatique refoulée en partie dans le duodénum. La portion du canal comprise entre le duodénum et l'ouverture interne du kyste était distendue par des vésicules hydatiques.*

Les canaux hépatiques étaient également très dilatés, et le foie lui-même très graisseux, très ictérique, avec un prolongement étranglé au bas du lobe droit. Pas de trace de pigment dans le contenu de l'intestin.

Rate adhérente à la tumeur, mais normale. Reins à l'état normal.

Pneumonie récente, arrivée dans certains points à l'état d'hépatisation grise (1).

Observation IV.

Tumeur hydatique. Ictère. Mort avec des symptômes de péritonite. Obturation des canaux hépatiques et cholédoque par des vésicules hydatiques (2). (Résumé).

Femme âgée de 27 ans. Douleurs violentes dans l'hypochondre droit. Ictère, vomissements.

Autopsie. — Intestins réunis par des adhérences nombreuses,

(1) Murchison. Loc. cit., p. 114.
(2) Jonbson. Med. Times and Gaz., janv. 1876, p. 2.

récentes; pus dans divers points. Dans l'épanchement purulent, près de la face inférieure du foie se trouve une hydatide de la grosseur d'une bille d'enfant.

A la partie postérieure du lobe gauche, kystes contenant de nombreuses hydatides et communiquant avec les conduits cholédoque et hépatique.

Ces conduits, dilatés au point de recevoir le petit doigt, laissent passer facilement les hydatides dans le duodénum lorsque l'on comprime le kyste. Celui-ci paraît offrir, à la partie inférieure, une petite déchirure qui est obstruée par un amas de lymphe plastique.

Observation V.

Kyste hydatique du foie. Ictère. Rupture du kyste dans la plèvre et dans les voies biliaires. Obstruction du cholédoque par des vésicules d'hydatiques (1) (Résumé).

Femme de 27 ans, entrée le 11 septembre 1863 dans le service du professeur Trousseau. Douleurs à l'épigastre et dans l'hypochondre droit, pendant deux jours, il y a trois semaines, suivies d'ictère. Depuis lors ictère de plus en plus foncé. Accès périodiques de douleurs tous les deux jours. Vomissements depuis trois jours.

Coloration ictérique foncée. Amaigrissement. Frisson violent le soir de l'entrée à l'hôpital. Vives douleurs à la région du foie, qui a plus que doublé de volume. La malade vomit tout ce qu'elle prend.

Epistaxis peu abondante.

Dans la soirée du 14, violentes douleurs à la base droite de la poitrine, se propageant jusqu'à l'épaule droite. Délire.

Signes de pleurésie droite, allant en s'accentuant jusqu'au 17. Thoracentèse; écoulement de pus et d'hydatide flétris.

Mort vingt-quatre heures après.

(1) Peter. In Clinique de l'Hôtel-Dieu de Trousseau, 4e édit., t. III, p. 282.

Autopsie. — Foie énorme ; le lobe gauche a deux fois au moins le volume du droit.

Dans le lobe droit, kyste pouvant loger le poing, rempli de pus. Trois perforations : l'une au-dessous du diaphragme, la deuxième dans la plèvre à travers le diaphragme, la troisième, dont l'orifice peut admettre l'index, communique avec les conduits hépatiques et par ce dernier *débouche dans le canal cholédoque, lequel est tres dilaté et contient trois petites hydatides ratatinées, et exactement moulées sur les conduits, qu'elles oblitèrent.*

Dans le lobe gauche quatre abcès, dont le plus gros a le volume d'une noix.

Les hydatides contenues dans le canal cholédoque étaient placées au point de confluence du conduit hépatique et du conduit cystique. Il en résulte que celui-ci est très dilaté.

Quant à la vésicule biliaire, elle a plus que triplé de volume et contient un liquide vert foncé.

Deux litres de pus dans la plèvre contenant des hydatides.

Rate très volumineuse.

Rien à noter sur les autres organes.

Observation VI.

Kyste hydatique du foie. Coliques hépatiques. Ictère persistant. Fièvre intermittente. Obturation du cholédoque par une membrane hydatique. Abcès multiples du foie (1). (Résumé).

M..., âgée de 26 ans, émailleuse, entrée le 28 juin 1871, à l'hôpital Necker. Il y a deux mois environ elle a éprouvé tout à coup dans l'hypochondre droit, le dos et l'épigastre des douleurs si violentes qu'elle se roulait dans le lit. Ces douleurs se sont reproduites avec la même violence à plusieurs reprises, avec vomissements bilieux pendant trois jours. A partir de ce moment ictère qui a augmenté depuis quelques jours. Pas de nouvelles crises douloureuses. Garde-robes décolorées.

(1) Lecourtois. Soc. anat., 1871, p. 142.

Le 26 juin, frissons violents suivis de sueurs ; l'accès dure une demi-heure. Les 27, 28, 29, frissons.

Etat de la malade. Ictère jaune olivâtre. Foie volumineux, descendant de trois travers de doigts au-dessous de l'ombilic. Tumeur arrondie très nette, fluctuante, de volume d'un poignet adhérent au foie. Lèvres fuligineuses, langue rouge, état adynamique.

Le 30. Vomissements et hoquet continu ; mort le 3 juillet.

Autopsie. — Lobe droit du foie augmenté de volume, surface lisse, parsemée de plaques laiteuses. Vers la partie supérieure, quelques saillies du volume d'une noisette, contenant un liquide puriforme.

Lobe gauche ratatiné, transformé en poches multiples contenant un liquide semblable à du pus. Le tissu hépatique a complètement disparu. A côté de la poche principale, loges et cavités du volume d'une noisette en communication avec elle. Vésicule biliaire distendue par un liquide trouble et jaunâtre.

Après l'incision du duodénum, on aperçoit *l'ampoule de Water allongée, à la suite de la distension du canal cholédoque, rempli ar un bouchon d'aspect gélatineux. Une incision faite sur le canal montre qu'il est obturé dans toute son étendue par ce bouchon, qui se prolonge, et qui n'est autre que la poche d'un kyste hydatique.* Vers sa partie superieure le canal communique avec la cavité d'un kyste hydatique situé immédiatement au-dessus de la vésicule. Le canal, dégagé du bouchon qui l'oblitérait, admet facilement le pouce dans sa cavité. La poche du kyste ne contient plus qu'un liquide d'aspect purulent, et c'est sa membrane qui s'est engagée dans le canal.

Le canal cystique communique librement avec le cholédoque au niveau du bouchon.

Le parenchyme hépatique, incisé, apparaît criblé de petits abcès du volume d'une lentille à celui d'une noisette. Le pus est coloré en vert par la bile.

En certains points on trouve sur les canaux biliaires grêles des petites saillies verdâtres, en forme de petites olives miliaires qui paraissent être des dilatations canaliculaires distendues par une bile verte. Parmi les abcès, les plus nombreux sont superficiels Le tissu du foie est jaunâtre, ou rouge violacé, ramolli.

Les ganglions voisins sont caséeux ou purulents. La rate est volumineuse ; adhérences anciennes au diaphragme.

Les reins et la plupart des organes sont colorés par la bile.

Observation VII.

Kyste hydatique du foie ouvert dans le canal cholédoque. Coliques hépatiques, Ictère (1).

Femme de 26 ans, mécanicienne, entrée le 7 juin 1876 à la Charité, service de M. le professeur Sée. Enceinte de six mois. Le 4 juin, frissons, point de côté à droite, toux légère, puis crachats muqueux sanguinolents.

A son entrée à l'hôpital, dyspnée intense, douleurs à la base du thorax et à la partie antérieure du flanc droit, s'irradiant dans tout l'abdomen.

Matité absolue à droite jusqu'à l'épine de l'omoplate ; absence de vibrations thoraciques et de bruit respiratoire à la base. Plus haut, souffle bronchique très fort et retentissement de la voix, qui est légèrement chevrotante.

Ventre volumineux ; l'exploration du foie fait constater une augmentation du volume de l'organe, qui est dur et peut-être légèrement bosselé.

Les urines contiennent une forte proportion de pigment biliaire. Depuis quinze jours, au dire de la malade, les matières sont décolorées et présentent la teinte du café au lait. T. A. 41,7 P. 100.

Le 10 juin. Crachats visqueux, sanguinolents. Coloration ictérique très intense. Douleurs très vives à la région hépatique.

Le 12. Avortement.

Le 15. Violent accès de colique hépatique dans la nuit, crise qui se prolonge pendant la journée du 16. Vomissements répétés.

Le 18. Nouvelle colique qui dure plusieurs heures. La malade a eu une selle décolorée, dans laquelle on trouve une sorte de

(1) Dutruille et Vinache. Soc. anat., 1876, p. 470.

fausse, membrane qu'on soupçonne être un débris de membrane hydatique.

Le 19. Dyspnée intense. Ictère très marqué, frissons dans la journée. Mort le 20.

Autopsie. — Teinte ictérique de toute la peau ; ventre considérablement distendu et sillonné de veines nombreuses. Dans l'abdomen, grande quantité de liquide coloré en jaune ; tous les tissus sont imprégnés de pigment biliaire.

Le foie est extrêmement volumineux, il est aplati, déformé ; son extrémité gauche se trouve dans l'hypochondre correspondant et refoule les autres viscères. Dans le lobe droit on trouve un kyste énorme ayant presque le volume de la tête d'un adulte, refoulant en haut le diaphragme et faisant une saillie très prononcée sur la face convexe de l'organe. Ce kyste est adhérent aux parties voisines. Dans son intérieur nage, au milieu d'un liquide purulent et fétide d'une coloration rappelant celle du pus de mauvaise nature, une quantité innombrable de vésicules hydatiques de volume variable ; quelques-unes suppurent : l'une d'elles présente le volume du poing ; leur enveloppe est colorée par la matière biliaire.

Les conduits biliaires communiquent avec ce kyste ; la vésicule, très distendue et épaissie, ne paraît pas contenir d'hydatides ; *mais le canal cholédoque présente, à quelques centimètres avant son embouchure duodénale, une membrane implantée sur la muqueuse et qui offre quelques vésicules très petites.*

Les poumons, et surtout le droit, sont ratatinés d'une manière remarquable. La plèvre droite ne présente pas de liquide, mais le poumon est le siège d'une congestion très manifeste.

Le cœur est flasque. Les autres organes ne présentent d'autre particularité que d'être imprégnés de pigment biliaire. Le rein droit adhère au foie, mais ne contient pas d'hydatides.

Observation VIII.

Kyste hydatique du hile du foie, déterminant une dilatation partielle des voies biliaires. Ictère aigu à la suite d'une émotion. Obturation du cholédoque par une vésicule hydatique (1). (Résumé.)

M..., âgée de 78 ans, entrée le 25 décembre à l'infirmerie des Ménages pour une bronchite chronique.

Dans la journée du 27, elle apprit que son mari venait de tomber dans un escalier; effrayée, elle se leva vivement pour aller lui donner ses soins. Le soir elle refusa de manger, et vers 6 heures accusa un frisson assez intense.

Le 28 décembre. Ictère des yeux et de la peau ; urine couleur de bière brune; quelques nausées, pouls ralenti à 50.

Le 29. Coloration d'un jaune-citron très intense ; région du foie sensible, mais pas d'augmentation appréciable de l'organe.

Le 30. État demi comateux. Mort le 31.

Autopsie. — Tous les tissus avaient une teinte jaune très prononcée.

Lobe droit du foie volumineux, offrant à sa surface des arborisations très serrées.

Lobe gauche ratatiné, semé à sa surface de dilatations saillantes, arrondies, molles et fluctuantes. Dans le lobe droit, noyaux blanchâtres, plus durs, de même forme.

Une coupe faite dans le lobe gauche ouvrait des espaces anfractueux d'où s'écoulait un liquide jaune, contenant de petites masses noirâtres de pigments biliaires.

Les voies biliaires extra-hépatiques étaient dilatées. Le cholédoque avait une longueur de 10 centimètres sur 3 de diamètre. Il faisait dans le duodénum une saillie très notable et à son orifice on voyait un bouchon de matière gélatineuse verdâtre, tendant à s'en échapper sous une pression peu énergique. Dans le duodénum un peu de matières verdâtres, mais pas de calculs.

(1) Barrette. Soc. anat., février 1879.

La circonférence de l'orifice duodénal ou cholédoque était de 20 millimètres; *elle était obstruée par une membrane blanche, longue de 2 à 3 centimètres*, d'où s'échappait la matière muqueuse décrite plus haut.

Le cholédoque rempli par une longue poche membraneuse, entourée de mucus gélatineux, s'abouchait en haut dans une poche occupant le hile du foie et le lobe carré. Cette poche contenait des membranes blanches résistantes nageant dans un mélange de bile, de mucus et de pus.

L'embouchure des canaux biliaires du lobe gauche, située à la partie supérieure de la poche, était comprimée au point que ce lobe ne formait plus qu'une cavité cloisonnée, tapissée par la muqueuse épaissie et blanchâtre des canaux dilatés, et entourée d'une mince couche de tissu hépatique sclérosé de 4 millimètres environ d'épaisseur.

L'embouchure des canaux du lobe droit s'ouvrait au-dessous de la poche dans le cholédoque; moins comprimés que les premiers, ils étaient cependant dilatés jusque près de la surface du foie.

Observation IX.

Obs. IX. — Kyste hydatique du foie, ouvert dans la branche droite du canal hépatique. Hydatides engagées dans ce canal et l'obstruant ainsi que le canal cholédoque (1).

Observation X.

Obs. X. — Kyste hydatique enflammé chez une jeune fille de 13 ans. Communication du kyste avec les canaux biliaires et le canal cholédoque. Obstruction de ces canaux par des vésicules hydatiques (2).

(1) Dickinson. Trans. of the Path. soc. of London, t. XIII, p. 104.

(2) Bouchut. Gaz. des hôpitaux, 1858, p. 86.

Observation XI.

Obs. XI. — Kystes multiples athéromateux chez un homme de 24 ans. Ictère chronique bronzé. Hypertrophie énorme du foie, qui descendait jusqu'à l'ombilic. Le canal cystique communiquait avec un foyer purulent situé dans le lobe droit du foie. Dans ce foyer flottaient des flocons membraneux des débris d'hydatides.

Les canaux hépatique et cholédoque, très dilatés, étaient bouchés par ces débris d'hydatides.

Une autre poche assez grande contenait une hydatide pleine d'une sérosité très claire (1).

Observation XII.

Kyste communiquant avec les voies biliaires et les veines, pus dans les veines, hydatives dans les conduits (2).

Homme de 51 ans, peintre en bâtiments, entré le 2 août 1836 à la Charité, avec un ictère peu marqué.

On diagnostique : colique de plomb avec légère fièvre et ictère. Les jours suivants quelques vomissements ; la fièvre persiste ; l'ictère s'accentue. Le 7 août faciès grippé ; ictère assez intense ; peau chaude ; langue blanche ; matité normale de l'hypochondre droit, qui n'est pas douloureux. Ventre douloureux. Nausées. Mort dans la soirée.

Autopsie. — Péritoine rouge, enflammé, offrant en différents points des fausses membranes pultacées, jaunâtres, molles, récentes, surtout dans l'hypochondre droit ; quatre onces environ de liquide jaunâtre purulent.

Foie un peu volumineux, recouvert de fausses membranes pultacées. Enorme kyste remplissant le tissu moyen du lobe droit, contenant un liquide clair comme de l'eau de fontaine.

Dans le lobe gauche, foyer hydatique purulent, assez grand

(1) Leroux. Cité par Davaine. — Traité des entozoanes, p. 492.
(2) Charcellay. Soc. anat., 1866, p. 317.

pour loger un œuf de poule; il contient du pus et des débris d'hydatides, les unes blanches, nacrées, les autres jaunes brunâtres. Une de ces dernières est engagée en partie par un prolongement d'un pouce et demi de long dans un large conduit biliaire, à peu de distance de la racine gauche du canal hépatique.

On en trouve une autre semblable, longue de deux pouces et demi environ, dans les trois quarts supérieurs du canal cholédoque, dont elle a pris la forme.

Le kyste est fortement enflammé, ramolli; on voit à sa surface un très grand nombre d'ouvertures plus ou moins larges, qui, suivies avec soin, conduisent la plupart dans des veines sus-hépatiques, et quelques autres dans des conduits biliaires dilatés.

Le foie, coupé en plusieurs tranches, la pression fait sortir par les veines sus-hépatiques et les canaux biliaires, en assez grande quantité, du pus jaunâtre et crémeux.

Observation XIII.

Kyste hydatique ouvert dans les voies biliaires. Coliques hépatiques; angiocholite avec accès fébriles intermittents. Mort par péritonite, à la suite d'une ponction aspiratrice. Obstruction du cholédoque par des vésicules hydatiques (1). (Résumé.)

L..., âgée de 26 ans, couturière, entrée le 26 janvier 1874 à l'hôpital Beaujon, pour un ictère datant de plusieurs jours.

C'est la quatrième fois que cette femme était atteinte de jaunisse; la première fois il y a deux ans, la deuxième en mars 1872, la troisième en décembre 1874. Les trois fois l'ictère avait été précédé de douleurs vives, la troisième avec tous les caractères de la colique hépatique. Le 15 janvier 1874, le troisième ictère bommençant à s'effacer, elle avait quitté l'hôpital. Mais elle fut cientôt reprise de douleurs dans le côté droit et de vomissements. Pendant les dix derniers jours qu'elle passa chez elle, chaque

(1) Graux et Hayem. Soc. anat., 1874, p. 145.

jour, vers une heure de l'après midi, accès fébrile durant une heure et demi à deux heures.

Etat actuel. Teinte jaune terreuse plutôt qu'ictérique, les conjonctives ne sont pas jaunes. Pas de coloration verte dans l'urine par l'acide nitrique. Foie très volumineux descendant beaucoup au-dessous des fausses côtes, soulevant le creux épigastrique. Pression et percussion douloureuse.

Le 5 février. Accès fébriles revenant tous les soirs; vomissements de bile, pus, dyspnée intense; depuis deux jours la teinte terreuse de la peau est devenue ictérique. L'urine qui, il y a cinq jours, donnait une légère coloration verdâtre avec l'acide nitrique en donne aujourd'hui une très intense. A deux travers de doigt au dessous de l'ombilic, on sent une voussure légèrement saillante, lisse, régulière.

Ponction capillaire. Issue de 250 grammes d'un liquide verdâtre, légèrement trouble, qui au microscope contient des globules de pus, des vibrions et quelques rares cellules épithéliales cylindriques qui dénotent la communication du kyste avec les voies biliaires.

Le 7. La teinte ictérique s'accuse davantage. Diarrhée liquide, où l'on trouve un mélange de grumeaux blanchâtres d'apparence caséeuse et de débris lamelleux de couleur verdâtre.

Deuxième ponction qui fournit 400 gr. d'un liquide très analogue au premier.

Le 8. Soulagement marqué. Diarrhée abondante, un litre et demi environ de matière qui ressemble beaucoup au liquide fourni par la ponction.

Le 9. Troisième ponction 250 gr. de liquide.

Le 12. La diarrhée verdâtre continue. Dans les selles on a trouvé hier pour la première fois des quantités considérables de vésicules hydatiques de toutes les grosseurs.

Le 15. Faciès abdomiual, sueurs froides, visqueuses.

Ponction *in extremis*, qui donne issue à 150 gr. d'un liquide purulent, d'odeur stercorale, contenant beaucoup de gaz. Mort dans le collapsus.

Autopsie. Péritonite généralisée. L'ampoule de Vater est affaissée et difficile à trouver, la vésicule biliaire est presque vide. *Le canal cholédoque, très dilaté, est rempli par une hyda-*

tide très volumineuse en partie vide de son contenu, mais dont la membrane granuleuse, épaissie, paraît appartenir à une vésicule plus grosse qu'un œuf de poule. *Elle est arrêtée à un centimètre au-dessus de l'ouverture du cholédoque.*

Dès qu'on a fait une légère incision à la paroi du conduit, l'hydatide cédant à la forte pression qu'elle supporte du côté de la poche est projetée vivement avec une foule d'hydatides de volume moindre. En prolongeant l'incision, on voit sortir une grande quantité de liquide jaune verdâtre remplis de vésicules de toutes les grosseurs, depuis un grain de millet jusqu'à un œuf de pigeon et plus.

Les conduits biliaires sont assez dilatés pour permettre d'introduire facilement le pouce. La branche droite plus volumineuse même dans l'intérieur du kyste par une ouverture d'environ un centimètre et demi de diamètre limité par un orifice fibreux résistant. Le kyste énorme occupe tout le lobe droit. En examinant la face interne, on voit des tractus fibreux, saillants, se dirigeant vers le hile du foie. Ces tractus fibreux ne sont autres que les conduits biliaires. Leur direction, leur parois lisse et recouverte d'épithélium, leur forme arborescente, les nombreux orifices qu'on y rencontre, le démontre suffisamment.

Les uns sont ouverts dans toute leur étendue, d'autres prenaient naissance dans la poche même après un trajet oblique dans l'épaisseur de la paroi du kyste dans un gros conduit biliaire. Enfin, on peut par les nombreux orifices qu'on voit à la face interne du kyste pénétrer dans des divisions périphériques des voies biliaires. Quelques-uns de ces conduits sont terminés en ampoule et contiennent une hydatide. A la face convexe du lobe droit, la capsule de flexion est soulevée par de nombreuses petites masses verdâtres, formées par des cavités remplies d'un mucus épais, fortement coloré en vert. De ces cavités, les unes ont le volume d'une noisette, les autres celui d'un grain de chènevis ; elles paraissent formées par un canalicule biliaire dilaté dont on reconnaît la fin. Dans quelques-uns de ces canaux dilatés on trouve des vésicules hydatiques très petites.

Dans le lobe gauche il existe aussi des dilatations des voies biliaires, mais on n'y trouve pas de vésicules.

Dans tous ces cas, on a trouvé à l'autopsie engagées dans le cholédoque et l'obstruant les vésicules hydatiques provenant du kyste ouvert dans les voies biliaires. Mais il n'en est pas toujours ainsi. Dans quelques observations, le canal chodéloque est vide; mais la dilatation qu'il présente ainsi que les canaux situés au-dessus prouvent que les vésicules ont été arrêtées quelque temps au niveau de l'ampoule de Vater, mais que le canal a réussi à les expulser. La cause de l'ictère est donc la même, bien que le corps du délit ne soit plus constatable, et on peut ranger ces observations dans la même catégorie. Le cas que M. Sevestre a publié en 1879, dans le *Progrès médical*, sert en quelque sorte de transition en même temps que de preuve que les choses se passent bien ainsi. Dans ce cas, en effet, le cholédoque dilaté ne contenait pas d'hydatides; mais on trouvait dans le duodènum, à quelque distance de l'ampoule de Vater, élargie au point de ne plus exister, deux vésicules hydatiques, expulsées sans doute tout récemment par le malade.

Dans les cas de Murchison, de Landouzy, de Leudet, on ne trouvait d'hydatides ni dans le canal, ni dans l'intestin; mais la dilatation des voies biliaires montrait que les vésicules avaient dû obstruer à un moment donné l'orifice d'écoulement de la bile dans le duodénum.

Observation XIV.

Kyste multiple du foie; suppuration. Communication avec le canal, hépatique gauche. Dilatation du cholédoque. Vésicules hydatiques dans le duodénum (1). Résumé).

Ch..., âgé de 17 ans, entré le 17 avril 1878 à Lariboisière. Il

(1) Sevestre. Note sur un cas de kyste hydatique du foie. Difficultés du diagnostic. Prog. méd., 1879, p. 617.

y a cinq semaines on lui annonça brusquement que son frère venait de se tuer en tombant d'un toit ; il éprouva une vive émotion et, deux jours après, il tomba malade. Diarrhée, vomissements incoercibles. Il y a quinze jours, il commença à devenir jaune en même temps que le ventre augmentait de volume dans sa partie supérieure. Amaigrissement, accès fébriles vespéraux. Ictère très marqué, urines ictériques. Raideur des membres inférieurs, ventre distendu ; pas d'ascite. Douleur dans l'hypochondre droit, et s'irradiant vers l'épaule. Tumeur faisant saillie au-dessous des fausses côtes. Fièvre.

Le 11 avril. L'ictère a beaucoup diminué.

Le 14. L'urine a repris sa coloration normale. L'ictère est à peine appréciable aux conjonctives.

Le 15. Trois ponctions exploratrices sans résultat.

Le 20. Frissons intenses avec douleurs hépatiques atroces.

Le 8 mai. Diarrhée continuelle. Affaiblissement extrême, maigreur squelettique.

Le 9. Mort.

Autopsie. Péritonite généralisée.

Trois kystes dans le foie : l'un petit, sur son bord antérieur, immédiatement à droite de la vésicule biliaire; le second à la partie postérieure du lobe droit; le troisième dans le lobe gauche.

En ouvrant le *duodénum, on y trouve deux vésicules hydatiques* ouvertes et colorées en jaune par la bile. L'ampoule de Vater n'existe pour ainsi dire plus ; son orifice est très dilaté, il admettait presque une plume d'oie : on ouvre le *canal cholédoque qui est encore plus dilaté*, et par sa branche gauche on pénètre directement dans le kyste qui occupe le lobe gauche. Ce kyste est rempli de débris d'hydatides et d'un liquide jaunâtre, à la fois biliaire et purulent.

Le canal cystique est aussi dilaté. Il en est de même du canal hépatique droit sur une certaine étendue. La rate et les reins n'offrent rien à signaler.

Observation XV.

Tumeur hydatique. Ictère. Expulsion des vésicules par les selles. Dilatation du canal cholédoque (1). (Résumé).

Homme âgé de 63 ans, commence à souffrir de l'hypochondre droit au mois d'octobre 1861. Six semaines après les phénomènes s'aggravent et l'ictère survient. Il rend des vésicules hydatiques par les selles. Après avoir expulsé une grande quantité de ces vésicules de la grosseur d'une tête d'épingle à celle d'une orange, l'état s'améliore et la jaunisse disparaît.

Il éprouve encore plusieurs atteintes moins graves, puis la convalescence paraît complète au mois de janvier 1862.

Mais au mois d'avril il est pris de douleurs violentes et subites dans l'abdomen avec vomissements et il meurt après deux jours de maladie.

Autopsie. Pas de péritonite. Rupture d'adhérences qui attachaient le foie aux côtes. En ce point amas de lymphe plastique d'un pouce carré. Dans le lobe droit, cavité affaissée pouvant contenir une grosse orange. Cette cavité est presque vide mais elle renferme quatre ou cinq hydatides flétries. En communication avec elle existe un conduit biliaire fortement dilaté, débouchant directement dans le cholédoque. *Ce canal tout entier depuis la cavité jusqu'à son orifice dans le duodénum, est assez dilate pour admettre le bout du petit doigt.*

Observation XVI.

Tumeurs hydatiques suppurées, ouvertes l'une dans la plèvre, l'autre dans les voies biliaires. Ictère. Diarrhée profuse. Expulsion des vésicules par les selles. Dilatation du cholédoque (2).

W..., âgé de 24 ans, admis à l'hôpital Middlesex le 27 mai 1869. Depuis huit mois sensation de constriction à l'épigastre

(1) Murchison. Hydatid. Tumburs of the liver, 1875, p. 15.

(2) Murchison. Leçons cliniques sur les maladies du foie, trad. fr. p. 111, obs. XXXI.

après le repas. Depuis trois semaines amaigrissement, démangeaisons à la peau; apparition d'une tumeur à l'hypochondre droit. Dix jours avant son entrée, ictère, selles décolorées.

A son entrée ictère intense; prostration. Foie énorme; voussure de la partie supérieure de l'abdomen. Urines ictériques. Diarrhée.

Le 27. Ponction exploratrice : 7 onces d'un liquide visqueux contenant du pus et des crochets.

Le 3 juin. Ponction nouvelle, 80 onces de pus jaune contenant des hydatides flétries.

Le 9 juin. Large ouverture du kyste.

Le 18. Le malade quitte l'hôpital. Il est surtout profondément ictérique.

Le 28. La tumeur a continué à grossir, et aujourd'hui la femme du malade vient nous dire que son mari a été pris subitement d'une diarrhée profuse et qu'il a rendu dans les selles « des morceaux de peau et de gelée » en même temps que le volume de la tumeur diminuait soudainement.

Le 3 juillet. Affaiblissement et amaigrissement. L'ictère a disparu.

Autopsie. Le duodénum contient de la bile et quelques petits kystes hydatiques; on peut y faire passer un peu de bile vert sombre à travers l'orifice dilaté du cholédoque.

Le cholédoque est considérablément dilaté, de sorte qu'on peut passer aisément une bougie n° 8 dans le gros kyste du lobe gauche à travers l'orifice duodénal.

Ce kyste a le volume d'une tête d'enfant et contient du pus brun rougeâtre avec de nombreuses vésicules d'hydatiques. Il communique avec une autre poche située dans le lobe droit. Celle-ci adhère au diaphragme et s'ouvre à travers ce muscle perforé dans le poumon droit.

Observation XVI

Kyste hydatique du foie. Ictère suivi au bout de deux semaines de vomissements, de frissons répétés. Communication du kyste avec le canal hépatique. Pus dans les divisions intra-hépatiques des canaux biliaires (1). (Résumé).

C... (Marie), âgée de 22 ans, domestique, entrée le 15 octobre 1868. Le début de la maladie remonte à quatre semaines, marqué par un ictère atteignant rapidement une grande intensité ; perte d'appétit, malaise général. Le 14 octobre, céphalalgie, vomissements. Le 15, même état, douleurs vives dans le ventre, surtout dans l'hypochondre droit.

Le 16, prostration, coloration ictérique de la peau et des conjonctives. Anorexie, hypertrophie du foie dont le bord inférieur atteint presque l'ombilic.

Surface lisse bord mousse; l'extrémité gauche semble se continuer avec la rate, qui est également augmentée de volume. Pas d'ascite. Urines de couleur acajou, avec reflet verdâtre. Pas de fièvre.

Dans l'après-midi du 18, frisson violent, avec claquements de dents non suivi de sueurs ; ce frisson dure près de trois heures. Il se renouvelle le 19. Douleurs par accès dans l'hypochondre droit.

Dans les trois derniers jours, l'augmentation de volume du foie a été considérable ; son bord inférieur dépasse de trois travers de doigt la cicatrice ombilicale.

La coloration ictérique a graduellement augmenté ; la peau a revêtu une teinte verdâtre. Fièvre, pouls à 112. Diarrhée. L'adynamie fait des progrès rapides. Mort le 27.

Autopsie. Coloration ictérique marquée de la peau de tout le corps. Poumons et cœur sains.

Epanchement dans le péritoine d'une quantité modérée de pus jaunâtre, mêlé de fausses membranes avec injection abondante de réseaux vasculaires.

(1) Leudet. Clin. méd. de l'Hôtel-Dieu de Rouen, 1874, p. 412.

Le foie était presque doublé de volume ; le lobe droit descendait jusque dans la fosse iliaque. La surface d'une couleur rouge, un peu jaunâtre, était parsemée de petites taches jaunâtres fluctuantes, qui ouvertes laissaient écouler une petite quantité de pus jaune verdâtre contenu dans une cavité que l'on reconnaissait facilement pour la terminaison dilatée d'un canalicule biliaire.

A la face inférieure du lobe droit, tumeur du volume d'un gros œuf. formée par un kyste fibro-calcaire, contenant beaucoup de matière grasse et par un kyste hydatique atrophié, plissé, sans aucun liquide contenu. Deuxième kyste au niveau du hile du foie contenant des membranes hydatiques plissées, d'une couleur verdâtre, mêlée de matières grasses *et communiquant par un orifice presque circulaire d'un diamètre de* 5 *millimètres avec le canal hépatique*, *dilaté* au point de pouvoir admettre deux sondes de femme de calibre de trousse. Dans l'orifice se trouvait engagé un de ces kystes hydatiques. Troisième kyste du volume d'une petite noix, fibro-calcaire dans la partie moyenne du lobe gauche.

Le canal cholédoque était considérablement dilaté depuis le pore biliaïre jusqu'à la terminaison des canaux hépatique et cystique. Le canal hépatique était relativement plus dilaté et communiquait avec un des kystes. Dans la partie située au-dessus de cette communication, le canal contenait un peu de pus.

Les extrémités des canalicules biliaires, beaucoup plus distendues, contiennent du pus. Le tissu du foie qui entourait ces dilatations des canaux biliaires était ramolli, mais nullement suppuré. La paroi interne de ces canaux biliaires était épaissie, jaune, sans aucune altération.

Rate doublée de volume, contenant à son extrémité supérieure un kyste fibro-calcaire.

Les reins, d'un volume normal, n'offraient aucune apparence de lésions.

Observation XVIII.

Kyste hydatique développé dans le foie et dans la plèvre, communiquant avec le cholédoque. Ictère. Cholémie (1). (Résumé).

D..., âgée de 29 ans, épicière, entrée à Beaujon le 17 novembre 1873, pour un ictère intense datant de trois mois. En août dernier, violente douleur au niveau des côtes inférieures droites, avec perte de connaissance de plusieurs heures. Le lendemain, ictère puis fièvre survenant tous les soirs; épistaxis fréquentes. Trois semaines après, se trouvant mieux, D... se lève ; le troisième jour, nouvelle douleur violente dans l'hypochondre droit, ayant même intensité et même allure que la première fois.

A partir de ce moment, douleur presque continuelle dans le côté droit, s'exagérant par moments, affaiblissement, fièvre le soir; épistaxis; ictère persistant, démangeaisons très vives la nuit.

Etat à l'entrée. — Ictère jaune citron généralisé ; douleur sourde dans l'hypochondre droit, qui est plus gros et plus arrondi que le gauche. Foie dépassant les fausses côtes de plus de quatre travers de doigt, occupant l'épigastre, une partie de la région ombilicale, l'hypochondre et le flanc droits. Urines couleur acajou ictériques.

Jusqu'au 15 décembre, l'ictère et les douleurs persistent avec des accès de fièvre le soir et des épistaxis parfois très abondantes.

Le 15 décembre on note une selle abondante demi molle verdâtre, manifestement colorée par la bile. A partir de ce jour, les selles reprennent la coloration normale bilieuse, mais la teinte ictérique de la peau et des urines persiste.

Mort le 27 décembre, après avoir eu pendant les derniers temps des crachats sanglants d'une odeur spéciale rappelant l'odeur que donne à l'amphithéâtre, l'ouverture de la vésicule biliaire.

(1) Landouzy. Soc. de biologie, janv. 1874, et Gaz. méd. de Paris, 1874, p. 56.

Autopsie. Périhépatite intense généralisée. Poche fluctuante du volume d'un œuf de poule, entre le diaphragme et la partie inférieure de la face interne du poumon droit. Cette poche se continue dans le foie aux dépens duquel s'est creusée une cavité au moins égale à la première. Ce kyste contient des débris d'hydatides verdâtres et flétries. Il se continue directement en haut avec le tissu pulmonaire, très friable et infiltré d'un liquide sanieux, brun verdâtre ; d'autre part il communique dans le foie avec un conduit biliaire dans lequel pénètre sans difficulté un crayon de volume ordinaire.

A ce conduit fait suite le canal cholédoque, dont le calibre diminue en approchant du pancréas, mais est encore suffisant pour donner passage même au niveau de l'ampoule de Vater, à une sonde de petit calibre.

Le foie, d'une teinte générale jaune verdâtre est assez mou ; il ne présente, en dehors de la périhépatite et de la dilatation du cholédoque, aucune altération appréciable, poids 1250 grammes ; les cellules ont conservé leur forme, elles ne sont pas graisseuses et renferment presque toutes quelques granulations pigmentaires.

La conséquence, pour ainsi dire immédiate, de l'obstruction du cholédoque par les hydatides, est la dilatation rapide de ce canal et des voies biliaires en aval. Dans tous les cas, si prompte qu'ait été la mort, il est dit que le conduit cholédoque était très élargi, admettant un cathéter, une bougie n° 8, le petit doigt, le pouce. Au-dessus les canaux biliaires subissent la même dilatation, et cela sur une étendue parfois considérable et jusqu'à la surface du foie. Les choses se bornent là en général ; les conséquences sont purement mécaniques comme la cause de l'obstruction. Mais si la vie se prolonge, il peut se produire des effets d'un autre ordre. La bile retenue dans les canaux les irrite et, mélangée au contenu du kyste qui s'enflamme lui-même et suppure au contact de la bile, elle finit par déterminer une angiocholite purulente et la formation de petits abcès dans les extrémités des canalicules dilatés. L'observation de M. Lecourtois (obs. VI) est un bel exemple de cette complication. Le parenchyme du foie était criblé de petits abcès du volume d'une lentille à celui d'une noisette, contenant un pus coloré en vert par la bile; la plupart de ces abcès venaient affleurer la surface du foie. En différents points on voyait de petites saillies verdâtres qui paraissaient être des dilatations des canalicules remplies par une bile verte. Il en était de même dans l'observation de M. Leudet (obs. XVI). Le canal hépatique contenait du pus, et les extrémités des canalicules biliaires, dilatées, étaient remplies d'un liquide purulent.

B. — *Compression des canaux biliaires.*

La compression des canaux excréteurs de la bile par un kyste siégeant au niveau du hile est indiquée par les auteurs comme la cause la plus commune de l'ictère dans les cas d'échinocoques du foie. Nous devons reconnaître cependant que parmi les observations publiées de kyste hydatique avec ictère, c'est le mécanisme que nous avons trouvé le moins souvent mentionné. Cela tient peut-être à ce que les faits de ce genre ne paraissaient pas toujours mériter d'être relatés. Cette pénurie d'observations, quelle qu'en soit la raison, est digne d'être relevée en opposition avec l'affirmation des auteurs.

Les faits de ce genre ne manquent cependant pas d'intérêt, et cet intérêt se trouve singulièrement accru par les études que dans ces dernières années on a faites sur les conséquences de l'oblitération expérimentale ou pathologique des gros canauxe biliaires sur les voies profondes de la bile. C'est ce côté nouveau de la question que nous nous proposons d'envisager dans ce paragraphe, en nous aidant de deux observations que MM. Balzer et H. Martin ont publiées dans les Bulletins de la Société anatomique, et l'observation personnelle que nous avons recueillie dans le service de M. le professeur Hardy. Mais pour bien comprendre la valeur de ces faits, il importe de rappeler en quelques mots les expériences qui ont conduit les auteurs à rechercher dans le tissu hépatique les conséquences de la compression du cholédoque par un kyste hydatique.

En 1866, Leyden avait lié le cholédoque sur des chiens; mais il n'observa « après la mort de ces animaux que la désintégration granuleuse des cellules hépatiques » (1).

En 1872, Mayer reprit ces expériences sur des chats, et les résultats qu'il observa se rapprochent mieux de ceux qu'ont obtenus MM. Charcot et Gombault. Il nota la dilatation des gros canaux biliaires et une véritable injection des capillaires biliaires intralobulaires par la bile non excrétée. De plus, dans les cas où les animaux survivaient assez longtemps, il trouva une hyperplasie du tissu conjonctif intra et extra-lobulaire (2).

L'année suivante, Wickham Legg publia un mémoire beaucoup plus complet sur le même sujet. Comme Mayer, il opérait sur des chats. Il constata que « la ligature du canal cholédoque donne naissance chez les animaux à une cirrhose qui peut être démontrée peu d'heures après la ligature, et qui augmente progressivement, détruisant les

(1) Leyden. Beitrage zur Pathologie der Yeterus. Berlin, 1866 p. 85.

(2) A. Mayer. Med. Jahrbuch, 1872, p. 133.

autres tissus du foie, aussi longtemps que la vie de l'animal se prolonge » (1).

Mais le mémoire de W. Legg laissait encore dans l'ombre certains points importants, le mode de développement de la cirrhose et l'état des canalicules biliaires. Ce sont ces deux points que MM. Charcot et Gombault ont mis surtout en lumière dans leur travail sur les altérations du foie consécutives à la ligature du canal cholédoque, publié en 1876 dans les Archives de physiologie (2). Ces auteurs ont opéré sur des cobayes. Comme Mayer et W. Legg, ils ont constaté l'hyperplasie du tissu conjonctif du foie et la dilatation des capillaires. Mais voici quel a été le mode d'extension du processus.

Dans les canaux portes, le fait le plus frappant est la dilatation considérable qu'ont subi les gros canaux biliaires; ils apparaissent dilatés au point d'avoir dix à quinze fois leur diamètre normal; au pourtour, le tissu conjonctif est devenu embryonnaire sans avoir augmenté beaucoup de quantité. C'est au niveau des espaces et des fissures interlobulaires que se produisent les modifications les plus intéressantes. Il y a d'abord un élargissement de l'aire des espaces, puis les pertes disparaissent elles-mêmes et sont remplacées par des bandes de tissu nouveau se colorant en rouge par le carmin. La structure lobulaire de l'organe est alors nettement accusée, chaque lobule étant entouré de toutes parts et séparé ainsi des lobules voisins.

Plus tard, enfin, le tissu de nouvelle formation envahit

(1) W. Legg. On changeswhich follou ligature of the bile-ducts St-Bartholomew's Hosp. Rep., 1873, p. 161.

(2) Charcot et Gombault. Note sur les altérations du foie consécutives à la ligature du canal cholédoque. Arch. de physiologie, 1876, p. 272.

le lobule par tous les points de sa surface à la fois, poussant des pointes inégales dans son intérieur vers la veine centrale qu'il n'atteint presque jamais.

Dans les espaces qui s'élargissent, les canalicules biliaires sont plus volumineux qu'à l'état normal ; leur cavité est dilatée : un épithélium, tendant à prendre les caractères de l'épithélium cylindrique des gros canaux, tapisse leurs parois. Dans certains cas, avec ces canaux on en trouve d'autres moins volumineux, mais complètement remplis par des petits éléments polyédriques pressés les uns contre les autres, apparaissant sous forme de ronds ou de traînées.

A mesure que les espaces et les fentes se dilatent, le nombre des canaux biliaires devient de plus en plus considérable. A l'état de complet développement, on distingue dans ces espaces portes un grand nombre de canaux flexueux fréquemment anastomosées et formant un réseau à mailles irrégulières. Tantôt ces canaux sont complètement remplis par de petites cellules épithéliales, tantôt celles-çi forment à leur face interne un revêtement irrégulier, et on observe alors tous les intermédiaires entre le petit épithélium cubique des fins canalicules interlobulaires et l'épithélium cylindrique des canaux d'un certain calibre. Enfin la cavité peut être obstruée par un amas de pigment biliaire.

Ainsi le microscope montre un développement considérable du système des canalicules biliaires interlobulaires, se dilatant d'abord au niveau des espaces, s'insinuant bientôt dans les fissures, poussant enfin des prolongements dans l'intérieur du lobule lui-même.

Le développement du tissu conjonctif interlobulaire semble suivre pour ainsi dire pas à pas celui des canalicules biliaires; il se montre d'autant plus abondant que ceux-ci sont plus nombreux.

Quelle est de ces deux altérations celle qu'on doit regarder comme primitive? W. Legg pense que la lésion porte d'abord sur le tissu conjonctif. La ligature du cholédoque déterminerait, pour lui, au point d'application, une irritation traumatique de la paroi, et cette irritation se propageant le long de la tunique externe du conduit, jusqu'au tissu cellulaire du hile, monterait de là par la capsule de Glisson jusque dans l'intérieur du foie.

Pour MM. Charcot et Gombault, la rétention de la bile est la condition nécessaire de l'altération du foie. Le processus irritatif, né sous cette influence, porte primitivement son action sur la muqueuse du conduit biliaire, pour cheminer ensuite, de dedans en dehors de cette membrane, vers les autres tuniques, et atteindre enfin secondairement le tissu conjonctif. De là, la dilatation des gros canaux biliaires, l'irritation de leurs parois, et la néoformation d'un réseau de canalicules interlobulaires par transformation des canalicules intralobulaires : ce travail s'accompagne d'une irritation du tissu conjonctif ambiant, aussi bien à l'extérieur qu'à l'intérieur des lobules.

Le mémoire de M. Chambard, publié en 1877, dans les *Archives de physiologie*, confirma les recherches de MM. Charcot et Gombault (1). De plus il étudia de plus près les altérations des cellules que ces derniers avaient signalées. Ces altérations sont de deux ordres : la plus évidente est une atrophie simple avec pigmentation des

(1) Chambard. Contribution à l'étude des lésions histologiques du foie consécutives à la ligature du canal cholédoque; altérations des cellules hépatiques. Arch. de physiologie, 1877, p. 118.

cellules et infiltration manifestement colorées. A côté de ces lésions on rencontre dans les lobules des foyers d'altération que M. Chambard appelle des taches claires et qui sont dus à une transformation vitreuse ou colloïde des cellules hépatiques.

Foa et Salvioli d'une part, Wickham Legg de l'autre, dans un nouveau travail, ont retrouvé les mêmes altérations que MM. Charcot et Gombault. W. Legg maintient toutefois son opinion; il ne croit pas à l'influence de la rétention biliaire et pense que la prolifération embryonnaire est en rapport direct avec l'irritation produite par la ligature (1).

Tels sont les faits indiqués par la pathologie expérimentale : cliniquement, on a pu observer les mêmes modifications dans les cas d'oblitération du cholédoque par un calcul. Les observations de M. Pierret, de M. Pitres, citées dans la thèse de M. Hanot, celle de MM. Charcot et Gombault, les faits de M. Ducastel, de Beale, montrent des altérations presque identiques. Foa et Salvioli, ayant fait, quelque temps après leurs expériences, l'autopsie d'un sujet atteint d'obstruction biliaire, déclarent qu'il y a une grande analogie entre les lésions survenues dans ce cas et celles qu'ils avaient constatées chez le chien et l'agneau après la ligature du cholédoque.

En est-il de même à la suite de la compression des canaux biliaires par un kyste hydatique?

Les deux observations de MM. Balzer et Martin concordent avec les faits que nous venons d'énumérer; mais l'ob-

(1) Foa et Salvioli. Arch. des sc. méd., 1877, t. II. W. Legg. On the cirrhosis which follows obstruction of the bile ducts. The Lancet, février 1877.

servation recueillie dans le service du professeur Hardy et où l'examen histologique du foie a été fait par M. Déjérine montre des lésions notablement différentes.

Le cas de M. Balzer est celui qui se rapproche le plus des lésions expérimentales produites par la ligature. L'ictère datait de deux mois. Le microscope montrait un élargissement des espaces portes qui étaient remplis de cellules embryonnaires. Dans ces espaces on observait un développement remarquable des canalicules biliaires, et la dilatation portait jusque sur le réseau des fins canalicules intralobulaires.

Enfin au voisinage du kyste on constatait une altération de cellules hépatiques assez semblable à celle qu'ont indiquée MM. Charcot et Gombault, puis M. Chambard. « Les cellules hépatiques, dit M. Balzer, étaient atrophiées, irrégulières, anguleuses, devenant allongées; ou bien elles disparaissaient et se transformaient en une matière vitreuse segmentée en carrés irréguliers. » Cette dégénérescence était surtout marquée dans la zone moyenne des lobules. Ainsi élargissement des espaces, prolifération embryonnaire, dilatation et néoformation des canalicules biliaires, altération des cellules hépatiques, les lésions dans ce cas étaient les mêmes que chez les cobayes auxquels ont lie le cholédoque.

Dans l'observation de M. Martin, les altérations sont déjà moins nettes, moins marquées. La sclérose interlobulaire était très avancée; la production nouvelle du tissu conjonctif n'était pas limitée aux espaces triangulaires; les bandes de sclérose se rejoignaient en grand nombre, formant ainsi de larges et longues traînées de tissu colorées, irrégulières, souvent plus ou moins circulaires, mais toujours extralobulaires. Les cellules des canaux biliaires étaient les unes normales, bien colorées par le carmin, les autres pâles, mal colorées et fortement granuleuses. Mais nulle part on ne voyait « cette dilatation ou cette néoformation des canaux biliaires, telle qu'on l'observe dans la cirrhose hypertrophique vraie, primitive ou expérimentale par ligature de canaux biliaires. » Dans ce cas, les cellules hépatiques aussi étaient saines.

Enfin la cirrhose était encore plus marquée dans le foie examiné par M. Déjérine. Elle était formée par un tissu conjonctif très avancé en organisation, à lames parallèles, se colorant fortement par le carmin et contenant à peine çà et là quelques cellules embryonnaires. Les canalicules biliaires présentaient un état catarrhal très net de leur épithélium ; mais nulle part il n'existait de néoformation de capillaires biliaires, et nulle part on ne pouvait voir le réseau canaliculaire intra-lobulaire.

Les lésions des cellules hépatiques étaient par contre très prononcées. Elles étaient assez semblables à celles qu'on observe dans certains cas d'ictère grave. Les cellules étaient déformées, à bords irréguliers, un grand nombre atrophiées, réduites à un noyau entouré d'nne mince lame de protoplasma. Elles étaient remplies de gouttelettes de graisse et de granulations de pigment biliaires de couleur jaune verdâtre.

Ainsi à la suite de la compression de gros troncs biliaires par les kystes hydatiques, la lésion qui paraît constante est la dilatation des espaces triangulaires, et l'hyperplasie du tissu conjonctif extra-lobulaire. La néoformation des canalicules biliaires peut exister comme à la suite de la ligature expérimentale du canal cholédoque ; l'observation de M. Balzer le prouve. Mais ces canalicules peuvent aussi être comme à l'état normal, ne montrant qu'une irritation catarrhale de leur épithélium qui devient granuleux. Enfin les cellules hépatiques peuvent être normales (obs. de M. Martin); elles peuvent présenter dans certains points une atrophie et une dégénérescence vitreuse analogue à celle qui a été constaté expérimentalement (observ. de M. Balzer); enfin les altérations peuvent être plus po fondes et se rapprocher de celles de l'ictère grave (observ. de M. Déjérine).

Observation XIX.

Kyste hydatique suppuré. Rétention de la bile. Cirrhose hypertrophique (1). (Résumé).

L..., âgé de 27 ans, entre le 27 février 1877 à l'hôpital temporaire. Il y a six semaines, après une période de malaise, il a eu la jaunisse ; il a gardé la chambre pendant huit jours puis a repris son travail ; depuis vingt-sept jours il ne peut plus travailler : douleurs dans les reins, le ventre, principalement dans le flanc droit. Frissons presque tous les jours.

Etat actuel. — Voussure considérable des côtes à droite ; la matité dépasse de 4 à 5 centimètres le rebord costal. La rate n'est pas grosse. Conjonctives jaunes ; urines ictériques.

Le 6 mars. Accès de douleurs dans l'hypochondre droit et dans les lombes et fièvre, précédé de frissons dans la soirée, d'une manière irrégulière. L'ictère augmente.

Le 7. Coloration ictérique plus marquée. Œdème des membres inférieurs.

Le 10. Ponction au-dessus du rebord costal, qui donne issue à 300 grammes d'un liquide clair, d'une teinte verdâtre. Nombreux globules de pus au microscope.

Le 11. Vers six heures du soir, le malade est pris tout à coup de hoquets et d'une oppression très vive. Le facies, déjà grippé, se décompose rapidement.

(1) Balzer. Soc. anatomique, 1877, p. 151.

Il meurt subitement au bout d'une demi-heure.

Autopsie. — Trois litres de sérosité louche dans le péritoine avec flocons albumineux et néo-membranes.

Le foie, énorme, remplit les deux hypochondres et la région épigastrique. Vaste kyste à la face convexe, situé à droite du ligament suspenseur. contenant un liquide purulent, épais, mélangé d'hydatides de volumes divers. La cavité du kyste divise en quelque sorte le foie en deux parties. La constitution de ses parois montre bien qu'après avoir occupé le centre du foie à son début, il a refoulé le tissu hépatique de manière à devenir superficiel à sa partic supérieure et à sa partie inférieure.

Les gros canaux biliaires sont encore perméables.

Il sort de la vésicule une bile rougeâtre, assez abondante.

Le tissu hépatique présente une teinte jaune clair, sur laquelle se détachent nettement les canaux colorés par la bile. Les lobules dn foie sont très distincts, de manière à rendre probable l'existence de la cirrhose dans les espaces.

L'examen microscopique a été fait au laboratoire de Clamart, après durcissement par la gomme et l'alcool.

Dans les points où la paroi du kyste est en rapport avec le tissu hépatique on voit sur les coupes, de dedans en dehors, une première zone formée par des globules de pus, de cellules puriformes et quelques fibres conjonctives. Ce tissu forme la zone qui est située au-dessous et dans laquelle on remarque en outre des canaux biliaires, dont l'épithélium est fortement coloré en rouge par le picro-carmin, et des vaisseaux. Les canaux biliaires sont d'autant plus nombreux qu'on s'approche davantage du tissu hépatique; on trouve également un certain nombre de petits foyers purulents disséminés.

Les mêmes éléments constituent la troisième zone qui renferme de plus des cellules hépatiques aplaties au milieu des cellules embryonnaires. Enfin, au-dessous, on trouve le tissu du foie congestionné et présentant une abondante prolifération cellulaire qui dissout les cellules. L'irritation porte même en ces points, sur les parois des veines sus-hépatiques, qui restent saines dans tout le reste du foie.

Sur la coupe du tissu hépatique, pris à une certaine distance du kyste, on voit, à un faible grossissement, les lobules assez nettement dissociés; les espaces sont remplis de cellules embryonnaires visibles, surtout autour des canaux biliaires : ceux-ci paraissent anormalement développés et augmentés en nombre. Ces lésions sont limitées aux espaces portes et tendent seulement à se prolonger du hile aux fentes. La veine sus-hépatique est saine.

A un grossissement plus fort, on voit plus nettement la prolifération embryonnaire des espaces. Il n'existe que de rares faisceaux du tissu conjonctif; le développement exagéré des canaux biliaires est très remarquable. La dilatation porte également sur le réseau des fins canalicules biliaires des lobules dont on voit nettement le double contenu en rapport avec les cellules. Celles-ci ne paraissent pas avoir subi des modifications appréciables.

Les lésions sont beaucoup plus marquées sur les coupes faites dans le voisinage de la paroi du kyste. Les espaces sont beaucoup plus grands, la prolifération embryonnaire est telle qu'elle va jusqu'à la formation de petits foyers purulents qu'on aperçoit surtout auprès des canaux biliaires un peu gros.

En plusieurs points, la membrane interne de ces canaux est plissée; l'épithélium flotte, détaché du milieu du canal.

On voit aussi un épaississement de la tunique externe de la veine porte avec prolifération cellulaire; celle-ci paraît même se continuer entre les cellules du lobule qui sont aussi dissociées par les éléments embryonnaires.

Les cellules hépatiques sont aplaties, tassées par la compression; elles sont ordinairement normales. Mais dans quelques points où la cirrhose est plus marquée elles s'atrophient, deviennent allongées, irrégulières, anguleuses, ou bien elles disparaissent en se transformant en une matière vitreuse qui se segmente en carrés irréguliers. Cette dégénérescence est surtout marquée dans la zone moyenne du lobule.

En résumé, il s'agit évidemment ici de lésions analogues à celles qui ont été observées dans la cirrhose consécutive à l'obstruction accidentelle ou expérimentale des voies biliaires. Il y a cirrhose hypertrophique encore plus avancée, évoluant d'une manière plus marquée dans le voisinage du kyste, où les lésions semblent présenter une marche aiguë. Malgré la perméabilité des voies biliaires au moment de l'autopsie, on ne peut douter de leur compression, traduite par l'ictère pendant la vie.

Il est d'ailleurs rationnel d'admettre que le kyste en coupant le foie en deux parties, en ne laissant qu'un point de peu d'épaisseur à la partie inférieure, devait avoir modifié considérablement la condition de la circullation biliaire.

Il est difficile de dire à quel moment a pu commencer l'évolution des lésions, et il est probable qu'elle a dû subir plusieurs alternatives liées à l'intermittence de la compression. L'ictère, après avoir disparu une première fois et resté insignifiant dans les premiers temps du séjour du malade à l'hôpital Temporaire, est devenu intense à partir du 5 mars, et a paru diminuer après la ponction. Il paraît donc avoir été lié d'une façon constante à l'existence de la compression et, en considérant l'état embryonnaire des lésions, on peut à la rigueur supposer que c'est surtout à partir du second ictère qu'elles ont dû évoluer avec une rapidité qui ne peut étonner si l'on songe avec quelle promptitude MM, Charcot et Gombault les ont vues survenir chez les cochons d'Inde auxquels ils vaient lié le canal cholédoque.

Observation XX.

Ictère chronique, Kystes hydatiques du foie comprimant les voies biliaires (1).

C..., âgé de 10 ans, entré à l'hôpital des Enfants-Malades, service de M. Labric, le 16 novembre 1877. Bien constitué ; ap-

(1) H. Martin. Soc. anatomique, 1877, p. 614.

partient à une famille aisée; bonne santé pendant sa première enfance. Père et mère bien portants.

Sa maladie actuelle remonte à dix mois environ. A cette époque et sans cause connue il fut pris de jaunisse, qui augmenta progressivement au point de lui donner une teinte générale jaune foncé, presque olivâtre, et c'est avec cet aspect qu'il se présente aujourd'hui à l'hôpital. La santé générale ne paraît pas profondément atteinte. L'appétit est assez bon; les selles assez régulières, parfois demi fluides ; il ne peut pas encore dire si elles sont décolorées.

Il n'a jamais eu d'épistaxis, pas de vomissements, n'a jamais souffert dans la région hépatique.

Etat à l'entrée. — Ictère des plus intenses; teinte jaune olivâtre; pas de troubles de la vision. Langue très sale; il a pu manger dans la journée.

Rien aux poumons ni au cœur.

Foie. — Son volume est énorme : il remonte à peu près jusqu'au mamelon et descend de plus de quatre travers de doigt au-dessous des fausses côtes, ayant ainsi dans la ligne mammaire 16 centimètres. Il n'est nullement douloureux à la pression, sa surface paraît lisse et unie, pas de tracé de fluctuation. On sent une dépression profonde, une véritable encoche, au point où siège ordinairement la vésicule biliaire. Les selles ont une couleur cendrée. Jamais d'accès fébriles. La rate n'est pas augmentée de volume.

Aucun incident à signaler jusqu'au 2 décembre. Epistaxis légère ce jour-là. Les jours suivants, épistaxis répétées, profuses, incoercibles, malgré le tamponnement et les différents traitements employés.

Mort le 6 décembre.

Autopsie. — Foie d'un volume énorme, de couleur vert olivâtre. Poids, 2,500 grammes. Trois kystes contenant un liquide transparent : l'un sur la face convexe, l'autre au centre, le troisième à la face inférieure de l'organe. Ce dernier comprime à peu près entièrement l'origine des voies biliaires et ne permet le passage dans l'intestin que d'une quantité presque insignifiante de bile. Chaque kyste n'est tapissé que par une poche d'hydatides mères, sans hydatides filles.

Examen microscopique. — A un très faible grossissement sur le fond jaunâtre du tissu hépatique, on voit des bandes fortement colorées par le carmin et qui tranchent de la sorte par leur coloration rouge. Ces bandes ont presque partout une forme vaguement triangulaire qui rappelle les espaces interlobulaires où elles siègent. Dans leur intervalle les lobules sont sains pour la plupart, ou du moins n'ont pas été envahis par la sclérose, qui paraît être tout entière périlobulaire. Un certain nombre de lobules sont cependant considerablement atrophiés par suite de la compression périphérique.

Ces bandes de sclérose sont loin d'être isolées les unes des autres et confinées séparément dans les espaces (périlobulaires); elles se rejoignent au contraire en grand nombre, formant ainsi de larges et longues traînées de tissu coloré, irrégulières, souvent plus ou moins circulaires, mais toujours extra-lobulaires.

A un plus fort grossissement, au niveau des bandes de sclérose et au milieu des éléments conjonctifs, les canaux biliaires, coupés selon un diamètre d'obliquité variable, montrent à leur intérieur des cellules sur lesquelles le carmin a agi différemment selon les points que l'on considère. Sur certains canaux, ces cellules sont bien colorées et paraissent tout à fait saines ; d'autres, au contraire, sont pâles, mal colorées et fortement granuleuses.

Toutefois, on ne voit nulle part cette dilatation ou même cette néo formation des canaux biliaires, telle qu'on l'observe dans la cirrhose hypertrophique vraie primitive ou expérimentale par ligature des canaux biliaires.

A ce grossissement aussi, les cellules hépatiques paraissent saines, et les veines interlobulaires ne présentent pas trace de cirrhose à leur phériphérie.

En résumé, les lésions de ce foie sont tout à fait comparables à celle que l'on produit expérimentalement par la ligature du cholédoque. Toutefois nous ne retrouvons ici que les lésions du début, celles qui se produisent dans les premiers temps de l'expérience. On pourrait être étonné de se trouver en présence de lésions relativement si peu avancées alors que le début de l'affection remontait à dix mois. Mais nous ferons remarquer que la compression, outre qu'elle avait dû être fort lente, n'était pas complète, comme on pouvait s'en assurer pendant la vie par l'état des selles, qui, quoique grisâtres, n'étaient cependant pas entièrement décolorées.

Observation XXI.

Kyste hydatique du foie. Hépatite interstitielle.

C...(Elisa), âgée de 42 ans, journalière, entrée le 22 septembre 1880, salle Sainte-Anne, n° 19, service du professeur Hardy. La malade présente un squelette rachitique très prononcé, saillie des épiphyses, qui sont noueuses et déformées. Déformation des côtes. Incurvation très marquée des tibias qui présentent une courbe à concavité antérieure. Le rachitisme, dont la malade porte des traces si évidentes, est le seul antécédent morbide que l'on retrouve chez elle, pas d'alcoolisme, pas de rhumatisme, pas de syphilis. La malade bien que d'une constitution plutôt chétive, n'a jamais fait de maladies à proprement parler, elle n'a jamais rien présenté du côté de la poitrine.

Les antécédents au point de vue de l'existence des coliques hépatiques antérieures sont absolument nuls. Jamais elle n'a eu de douleurs dans l'hypochondre droit, jamais de pesanteur dans la même région après ses repas. Avant l'époque actuelle elle n'a jamais eu la moindre trace d'ictère.

L'affection actuelle, pour laquelle elle entre à l'hôpital remonte au mois de juillet dernier. A cette époque, après quelques douleurs dans l'hypochondre droit, et des symptômes vagues d'embarras gastrique, elle devint peu à peu jaune. En même temps elle éprouve des démangeaisons; matière colorante de la bile dans l'urine.

Etat actuel le 3 novembre. Amaigrissement marqué, ventre volumineux, veines dilatées à la surface de la peau. Pas d'ascite. Tympanisme. Le foie déborde les fausses côtes. La matité hépatique sur la ligne mammaire est de 11 cent. La percussion est très douloureuse. Rate hypertrophiée. Dans le sens vertical la matité mesure 10 cent.

Sibilances et rhonchus disséminés des deux côtés de la poitrine. Les bruits du cœur s'entendent difficilement. Pouls 89 pulsations. T. A. 37,4.

Le 9 novembre. Depuis huit jours, l'état de la malade s'est aggravé, affaissement intellectuel subdélirium nocturne, taches de purpura disséminés. Pas d'hémorrhagie. Fièvre nulle. Même état de l'urine.

Le 10. Mort.

Autopsie faite 35 heures après la mort.

Dans la cavité abdominale, un litre à peu près d'un liquide verdâtre.

Le foie pèse 1,400 gr. A la face convexe au niveau du bord postérieur, kyste du volume d'une mandarine, deuxième kyste faisant saillie à la face inférieure; enfin un troisième kyste situé dans l'échancrure de la vésicule, comprimant l'origine des canaux biliaires.

Ces kystes contiennent un liquide transparent d'un blanc tirant légèrement sur le jaune. Ils sont formés par une poche ridée adhérant au tissu hépatique refoulé. Cette poche est tapissée intérieuremeut par une membrane blanche, épaisse d'envirou trois millimètres, n'adhérant pas à la première, présentant l'aspect de l'albumine cuite et contenant à la face interne quelques petites végétations blanchâtres tomenteuses.

Le liquide contenu est en tout semblable à celui que l'on trouve dans les kystes hydatiques non enflammés; il ne contient pas d'albumine. L'examen microscopique y démontre la présence d'un grand nombre d'échinocoques à l'état vésiculaire.

On retrouve ces échininocoques en grand nombre dans les végétations de la paroi du kyste.

A la coupe le foie offre un aspect particulier; il est de couleur vert olive; il apparaît sillonné de tractus jaune verdâtre; la consistance est augmentée; il ne se laisse pas entamer par l'ongle, pas de périhépatite.

Râte pèse 380 gr.

Reins. Dégénérescence graisseuse et pigmentaire biliaire très marquée. Pas de kyste. Pas d'adhérence de la capsule.

Cœur de volume normal ; quelques ecchymoses sous le péricarde viscéral du ventricule gauche. Plaques laiteuses anciennes sur l'oreillette gauche. Pas de lésions d'orifice. Quelques plaques laiteuses sur la valve droite de la mitrale, et quelques petites végétations sur le bord libre des signoïdes. Le myocarde est jaune verdâtre, un peu mou avec quelques stries de dégénérescence graisseuse.

Examen microscopique fait par M. Déjérine au laboratoire de M. le professeur Vulpian. A l'état frais, en faisant des préparations par raclage, on se rend parfaitement compte de l'altération subie par les cellules hépatiques. Ces éléments sont profondément modifiés dans leur forme et dans leur structure. Leurs bords irréguliers, déchiquetés, un grand nombre de cellules sont très diminuées de volume, réduites à un noyau entouré d'une lame mince de protoplasma. Le contenu de la cellule est altéré d'une façon extrême. Le protoplasma contient un grand nombre de granulations biliaires de couleur jaune verdâtre, ainsi que les nombreuses gouttelettes réfringentes, dont la nature graisseuse est démontrée par l'action de l'acide osmique. Sur des coupes après durcissement, la topographie des lésions est la suivante :

On constate l'existence d'une hépatite interstitielle irrégulièrement distribuée au sein de la masse hépatique. Cirrhose multilobulaire formée par un tissu conjonctif très avancé en organisation, à lames parallèles se colorant fortement par le carmin. C'est à peine si dans ce tissu conjonctif on trouve de temps en temps quelques cellules embryonnaires. Ceci démontre d'une part l'ancienneté, d'autre part la lenteur du processus.

Nulle part on ne trouve d'altérations des canalicules biliaires comme on en trouve dans la cirrhose hypertrophique. Les gro canaux biliaires et les canalicules intra-lobulaires présentent un état catarrhal très net de leur épithélium ; mais il n'existe nulle part de néoformation de capillaires biliaires, et nulle part encore on ne peut voir le réseau canaliculaire intra-lobulaire.

En un mot, le foie ne présente aucune de ces altérations caractéristiques que l'on observe dans la cirrhose hypertrophique ou expérimentalement après la ligature du canal cholédoque.

Le parenchyme hépatique présente les mêmes altérations que celles observées à l'état frais par raclage; la dégénérescence graisseuse, la pigmentation et l'atrophie des cellules hépatiques, se voient aussi bien au centre qu'à la périphérie du lobule. On trouve dans les interstices cellulaires des concrétions biliaires disséminées, moulées sur les canalicules intra-lobulaires.

En résumé : ce foie présente les altérations de rétention biliaire et de dégénérescence graisseuse assez semblables à celles que l'on observe dans certains cas d'ictère grave. Il est en outre atteint d'hépatite interstitielle très accusée.

La membrane interne des kystes contient dans les villosités qu'elle présente de nombreuses échinocoques. Cette membrane présente la constitution ordinaire de ces poches, substance hyaline amorphe, fermée par des bandelettes extrêmement minces s'accusant par des stries longitudinales d'une admirable netteté et très rapprochées les une des autres.

Dans les parties du foie contiguës aux divers kystes, l'hépatite interstitielle est plus prononcée que dans l'intérieur de l'organe.

CHAPITRE II.

CAUSES IRRITATIVES DE L'ICTÈRE.

Même dans les cas où la cause de l'ictère est manifestement une obstruction du canal cholédoque par le kyste hydatique, il en est où cette influence mécanique n'est pas seule à agir, et où bien évidemment une action irritante est entrée en jeu. Nous avons étudié les conséquences de la compression lente des voies biliaires, et le développement de l'inflammation canaliculaire et péri canaliculaire qui en est la suite obligée. Quand la cause siège dans l'intérieur même du canal, c'est-à-dire quand le kyste s'est ouvert dans les voies biliaires, les phénomènes ont une marche aiguë. La cirrhose péri-canaliculaire n'a peut-être pas le temps de se produire; mais il est bien probable que le catarrhe des voies de la bile est un fait constant. L'examen microscopique n'ayant jamais été pratiqué dans ces cas, on ne peut rien affirmer pour les faits où les lésions ne sont pas grossières et visibles à l'œil nu. Mais on trouve dans nos observations plusieurs cas où l'inflammation des voies biliaires était aussi nette que possible, et un certain nombre où cette angiocholite allait jusqu'à la suppuration.

Les lésions de cette angiocholite ne diffèrent pas d'ailleurs de celles qu'on trouve dans l'angiocholite calculeuse. Nos observations VI (Lecourtois), XII (Charcellay) et XVII (Leudet), sont des exemples d'angiocholite suppurée. Dans l'observation XIII (Graux et Hayem), il y avait angiocholite simple. La capsule de Glisson était soulevée par de petites masses verdâtres, très nombreuses. Quand on incisait ces tumeurs, il s'écoulait un mucus épais, fortement coloré en vert, contenu dans une cavité arrondie, dont le volume variait depuis celui d'un grain de chènevis jusqu'à celui d'une noisette. Ces cavités se continuaient directement avec un canalicule biliaire, dilaté dont la paroi lisse était facilement reconnaissable; dans quelques-uns de ces canaux dilatés, on trouvait des vésicules hydatiques très petites.

Dans les trois autres observations, l'angiocholite était suppurée; mais la disposition des lésions était la même. Tantôt c'est à la surface du foie qu'on aperçoit des petits abcès fluctuants, de grosseur variable, que les auteurs comparent en général au volume d'un pois, d'unc noisette, les plus gros abcès pouvant atteindre le volume d'un œuf de pigeon; ces abcès sont alors disséminés sous la capsule de Glisson. Tantôt tout le foie est comme criblé des dépôts purulents, mais les abcès superficiels prédominent. Ces abcès sont dus à l'accumulation du pus dans les dilatations ampoulaires terminales des canaux biliaires ; mais il est probable qu'il existe aussi en même temps une inflammation suppurée péri-canaliculaire. Dans l'observation VI (Lecourtois), la suppuration n'avait pas envahi toutes les voies biliaires : on trouvait mélangées aux dépôts purulents des dilatations « en forme de petites olives miliaires » distendues uniquement par une bile verte.

Il n'est pas nécessaire que l'obstruction du canal cholédoque soit permanente pour que ces lésions inflammatoires se produisent. Elles peuvent survenir alors que l'arrêt de la bile a été passager, et peut-être même sans qu'il y ait eu, à proprement parler obstruction. Le simple déversement du contenu du kyste dans les canaux biliaires peut provoquer l'inflammation de ces canaux. Il est vraisemblable qu'il en était ainsi dans les observations de M. Ducastel : on ne trouva pas à l'autopsie de vésicules engagés dans le cholédoque ou les voies biliaires ; il n'est pas dit que le malade en ait rendu pendant la vie. Enfin les gros canaux biliaires n'étaient nullement dilatés, comme cela est constant, nous l'avons vu, quand les vésicules hydatiques les ont obstrués même passagèrement. Mais ce processus ne paraît pas fréquent. L'obstruction du cholédoque à un moment donné est la vraie cause de l'angiocholite. Dans l'observation de Saussier, bien que ce conduit fût libre à l'autopsie, l'oblitération avait dû exister à différentes périodes pendant la vie ; la dilatation des voies biliaires constatée après la mort, les diverses crises d'ictère constatée dans le cours de la maladie, ne permettent guère d'en douter.

A côté de cette angiocholite par ouverture du kyste

hydatique dans les voies biliaires, qui semble la cause la plus fréquente de l'ictère dans les conditions que nous étudions, il faut placer une cause infiniment plus rare, c'est l'ouverture du kyste dans les branches veineuses intra-hépatiques. Nous n'avons pu trouver que deux cas de ce genre, l'observation de Charcellay (observ. XII) et l'observation de M. Leudet (observ. XXIV).

Et encore, dans l'observation de Charcellay, il existait simultanément une angiocholite suppurée qui suffit à expliquer l'ictère. Ce fait diffère encore de l'observation de M. Leudet par un point essentiel, c'est que l'auteur dit expressément que le pus occupait les *veines sus-hépatiques*.

« Le foie ayant été coupé en plusieurs tranches, l'expression et divers mouvements nécessaires pour examiner cet organe, font sortir par les veines sus-hépatiques et par les canaux biliaires, en assez grande quantité, du pus jaune verdâtre crémeux. » Et plus loin :

« Chose remarquable, on voit à la surface de la cavité kystique un grand nombre d'ouvertures plus ou moins larges, qui, suivies avec soin, conduisent la plupart dans des veines sus-hépatiques, et quelques autres dans des conduits biliaires dilatés. »

Dans l'observation de M. Leudet, l'ouverture du kyste s'était faite avec une grosse branche de la veine porte. Cette branche communiquait avec le kyste par un orifice circulaire, du diamètre d'un centime; elle était oblitérée par des grumeaux fibrineux qui adhéraient faiblement à sa paroi. Ces concrétions fibrineuses existaient dans la plupart des branches intra-hépatiques de la veine porte, dont le tronc était normal. Le lobe droit du foie était semé d'une trentaine d'abcès du volume d'une lentille ou d'un pois; le pus de ces abcès semblait sortir des branches les plus ténues de la veine porte.

Il n'y avait aucune trace d'inflammation du tissu hépatique au pourtour. Les canaux biliaires étaient normaux.

Une véritable *hépatite suppurative*, provoquée par la présence du kyste, peut être la cause de l'ictère, que cette hépatite soit spontanée et due à la simple irritation produite par la tumeur soit qu'un traumatisme la provoque. Les deux observations de Murchison sont des exemples du premier genre (observ. XXVI); le cas de Budd (observ. XXVII) appartient au deuxième groupe. Dans ces cas le foie, considérablemeut hypertrophié, était couvert d'exsudations molles dues à une péritonite localisée; il était semé de petits abcès, de volume variable, pois, noisettes, noix. Chez le malade de Budd, des abcès existaient au voisinage du kyste. « On voyait clairement, dit Budd, que la lésion pathologique, qui se terminait par la suppuration, avait commencé *dans les lobes.* »

Au début, ces lobules étaient d'une couleur brune foncée; dans un état plus avancé, ils étaient d'un jaune foncé, couleur qui persistait jusqu'à ce qu'ils se fussent transformés en matière purulente. Les conduits biliaires et les ramifications de la veine porte étaient normaux. »

Dans l'une des observations de Murchison, il existait une véritable *hépatite gangréneuse* en foyers disséminés. Le foie tout entier était parsemé de nombreuses masses, du volume d'une noix à celui d'une petite orange, dans lesquelles le tissu hépatique était ramolli et consistait en une matière spongieuse, saturée d'un liquide pulpeux verdâtre extrêment fétide.

On comprend sans peine qu'il puisse se faire que cette hépatite provoquée par l'irritation développée au voisinage du kyste n'arrive pas à des degrés aussi graves et s'arrête à la période congestive. On aura alors un ictère par simple congestion du foie. C'est à ce mécanisme qu'il faut, sans doute, rapporter les poussées d'ictéres qu'on trouve signalées, souvent dans les antécédents des malades de kystes hydatiques, poussées qui coïncident avec des douleurs plus ou moins vives de la région du foie et une augmentation temporaire de l'organe.

Les deux observafions que nous empruntons à Murchison (obs. XXX) et celle de M. Monod (obs. XXIX) nous paraissent rentrer dans cet ordre de faits.

Cette congestion, habituellement passagère, peut-elle dans certains cas aboutir à une inflammation chronique, à une hépatite interstitielle diffuse, analogue à celles que nous avons vu succéder à la compression des gros troncs biliaires ? Il n'existe pas d'observation histologique qui permette d'affirmer le fait. Mais on trouve dans Murchison un cas d'ictère persistant pendant cinq mois chez un homme atteint de kyste hydatique. A l'autopsie, on trouva un kyste de la grosseur d'un œuf de cygne, dans la partie postérieure du lobe droit. Ce kyste n'était nullement en rapport avec les voies biliaires ; il ne peut donc expliquer l'ictère. Mais le foie était énorme ; il pesait 90 onces, et s'étendait jusqu'à l'ombilic. L'examen microscopique n'a pas été fait. Murchison se contente de dire « que le foie était très congestionné. » Mais il est juste de supposer qu'il devait y avoir là plus que de la congestion et qu'un ictère, persistant depuis cinq mois, ne peut être attribué qu'à une véritable hépatite interstitielle, agisssant sur les canalicules interlobulaires et se comportant peut-être comme la péri–angiocholite de la cirrhose hypertrophique.

Observation XXII.

Tumeur hydatique. Ictère. Angiocholite avec abcès multiples du foie (1). (Résumé.)

D..., âgé de 27 ans, entré le 23 décembre 1868 à l'hôpital Saint-Antoine. Malade depuis le commencement du mois; cinq jours avant son entrée, douleur vive dans le côté droit, bientôt suivie d'un ictère de médiocre intensité.

Le 7 janvier la coloration ictérique était devenue très faible; le cours de la bile dans l'intestin s'était rétabli.

Foie hypertrophié s'étendant jusqu'à l'ombilic. Surface inégale légèrement sensible. Pas d'ascite.

Le 3 janvier, vive douleur dans l'hypochondre droit. Signes de pleurésie droite. Cette pleurésie était résolue avant la fin de janvier. Légers mouvements fébriles le soir.

Epistaxis le 29 janvier.

Le 5 février, violents accès de toux et expectoration d'une grande quantité de matières muco-purulentes.

Affaiblissement graduel, diarrhée, mouvements fébriles lesoir. Mort le 7 mars.

Autopsie. — Foie augmenté de volume, Sur la face convexe, tumeur hydatique de 7 centimètres de large sur 6 de haut, plus rapprochée du bord gauche que du bord droit.

En pratiquant sur la face postérieure du foie une coupe que l'on prolonge sur le poumon, on rencontre dans l'épaisseur du foie des cavités arrondies, la plupart du volume d'une noisette. Ces cavités renferment un liquide purulent crémeux, mêlé de pigment biliaire. Nulle trace d'échinocoques. Ces cavités occupent le lobe droit principalement, quelques-unes communiquent avec les bronches. Les canaux biliaires sont dilatés.

Près du point de départ du canal hépatique, s'ouvre sur la branche droite une poche à parois fibreuses, du volume d'un œuf

(1) Ducastel. Soc. anat., 1869, p. 144.

de pigeon, s'étendant au-dessus de l'origine gauche du canal et ne contenant que des éléments biliaires.

Les canaux hépatiques, cystique, cholédoque, la vésicule biliaire ne présentent rien de particulier. Le foie est légèremen cirrhotique.

Observation XXIII.

Kystes hydatiques. Ictère à plusieurs reprises. Suppuration des kystes. Dilatation des gros canaux biliaires. Angiocholite avec abcès multiples (1). (Résumé.)

S..., âgé de 40 ans, tailleur, entré au mois d'août 1839 à l'Hôtel-Dieu. Au commencement de l'année, douleurs vives, fièvre et symptômes locaux de phlegmasie hépatique.

Ces accidents se calmèrent mais il survint un ictère des plus intenses; amaigrissement. Application d'un large vésicatoire. La tumeur du foie s'affaissa sensiblement, l'ictère disparut, les forces revinrent.

Au bout de quelque temps, la tumeur qui avait diminué de moitié, redevint douloureuse, l'ictère reparut, frissons répétés.

Le foie faisait au-dessous des fausses côtes une saillie qui descendait de six pouces plus bas qu'à l'ordinaire.

L'ictère disparut de nouveau au bout d'une vingtaine de jours, pour reparaître une troisième fois et persister cette fois jusqu'à la mort. Mais les selles n'avaient pas perdu tous les caractères qui annoncent que la bile continue à passer dans les intestins.

Autopsie. Six litres de liquide dans l'abdomen.

Le foie était augmenté de moitié. Sa couleur brune normale était remplacée par une teinte jaune foncé. Trois kystes hydatiques, contenant du pus et des vésicules, l'un à la partie antérieure et inférieure, le second à la partie supérieure, le troisième à la partie postérieure du foie. La face interne des kystes présentait une série d'enfoncements et de saillies plns ou moins

(1) Saussier, in thèse Barrier. De la tumeur hydatique du foie. Th. Paris, 1840, p. 22.

considérables. La sonde et le stylet démontrèrent que le canal hépatique communiquait directement, mais par des branches différentes, avec l'intérieur des kystes. Dans chacun d'eux on trouvait un tronc particulier qui s'interrompait brusquement à son entrée et dont le canal était remplacé par la poche elle-même.

Le stylet introduit dans d'autres enfoncements ne sortait plus au dehors, mais se dirigeait vers d'autres points du foie, auxquels aboutissaient les ramuscules du canal hépatique.

Le foie était parsemé d'une quantité innombrable de petites tumeurs, contenant toutes un pus jaune vert, qui était en contact avec la substance même du foie, cette substance était généralement ramollie, surtout au niveau des abcès.

En introduisant un stylet dans quelques petites ramifications on pénétrait facilement dans l'intérieur des abcès, mais comme la substance du foie était notablement ramollie, il était difficile de savoir si la communication était directe, ou si le stylet ne déchirait pas cette substance en pénétrant, quelques précautions que nous prenions.

Le canal cystique avait son volume ordinaire. La vésicule contenait un liquide jaunâtre visqueux.

Observation XXIV.

Kyste hydatique ; dans les deux derniers mois, ictère, fièvre, hoquet. Communication avec une branche de la veine-porte enflammée. Abcès du foie (1). (Résumé.)

H..., âgé de 37 ans, brocanteur, entré le 16 septembre 1862. Augmentation lente du volume du ventre depuis 1855. Il y a deux mois, malaise, fièvre revenant par accès irréguliers, principalement le soir, quelques vomissements. Pendant la durée de ce malaise apparut un ictère, qui devint rapidement marqué.

A son entrée, douleurs épigastriques et lombaires, frissons suivis de chaleur revenant de temps à autre. Ictère modéré,

(1) Leudet. Clin. méd. de l'Hôtel-Dieu de Rouen, p. 15.

urine brun foncé à reflet verdâtre. Tumeur globuleuse à l'épigastre.

Du 20 au 26 frissons répétés presque tous les jours, dans la soirée. L'ictère augmente chaque jour. Douleurs vives, augmentant par la pression de tout le foie.

Le 4 octobre. Application de potasse caustique sur la partie plus saillante du kyste.

Le 11. Ictère croissant; recrudescence de douleurs abdominales; hoquet. Adynamie.

Le 18. Sonde introduite dans le kyste, écoulement d'une grande quantité de liquide purulent et fétide, mêlé de lambeaux de poches hydatiques.

Mort le 22.

Autopsie. Foie très augmenté de volume; lobe gauche occupé par un vaste kyste hydatique, contenant un liquide jaune bistré où nagent une cinquantaine d'hydatides.

Dans la partie postéro-inférieure du kyste existait un orifice circulaire du diamètre d'un centime, bouché incomplètement par un bouchon fibrineux et communiquant avec les branches intra-hépatiques de la veine porte.

En coupant le lobe droit, on trouvait au moins une trentaine de petites collections purulentes, les unes du volume d'une lentille, les autres d'un pois, sans aucune trace d'inflammation du parenchyme, et semblant sortir des divisions ténues de la veine porte. Le tronc même de ce vaisseau, au niveau du hile était normal, mais en suivant ses ramifications qui se dirigeaient vers le kyste, on trouvait une grosse branche renfermant des grumeaux fibrineux qui oblitéraient le vaisseau et adhéraient faiblement à sa paroi, celle-ci n'offrait aucune trace d'injection et ne contenait pas de pus.

Ces concrétions oblitéraient presque la lumière du rameau veineux, quand on arrivait en arrière du kyste où l'on trouvait une communication du diamètre d'un centime, bouché en grande partie à l'intérieur du kyste par la matière granuleuse indiquée plus haut.

Les principales branches de la veine porte ne contenaient ni hydatides, ni fragments de ces vers. Dans toutes ces veines on trouvait quelques petites concrétions fibrineuses récentes, mais nulle part de collections purulentes avant d'arriver près de leur terminaison.

Les canaux biliaires intra-hépatiques sont assez larges, ne contiennent que peu de bile, sans concrétion ni suppuration. Les canaux hépatique et cholédoque sont sains.

Les autres organes sont sains, la rate est augmentée de volume.

Observation XXV.

Tumeur hydatique suppurée du foie. Pyohémie. Abcès multiples du foie (1).

R..., âgé de 35 ans, admis à l'hôpital des fiévreux de Londres, le 20 janvier 1866. Santé antérieure bonne.

Sa maladie a commencé cinq semaines avant son admission par une douleur intense dans le côté droit, suivie, trois semaines plus tard, d'ictère et de diarrhée. C'est lorsqu'il fut pris de cette douleur qu'il remarqua, pour la première fois, dans le côté droit, un gonflement qui n'a pas augmenté jusqu'au moment de son admission.

Le malade était amaigri et ictérique. Le foie très gros. La portion qui faisait saillie au-dessous des côtes droites était lisse, indolente, élastique et presque fluctuante, mais on n'y constatait rien qui ressemblât à la vibration hydatique.

Ascite modérée ; pas d'appétit ; 6 à 7 selles liquides par jour, contenant peu ou pas de bile ; sueurs profuses la nuit.

Trois ou quatre jours avant son admission, il survint des accès irréguliers de tremblement, la diarrhée continue ; amaigrissement et transpiration ; langue sèche et brune.

Mort le 22 février.

A deux reprises, le 31 janvier et le 7 février, ponctions exploratrices dans la tumeur. La première fois, on ne retire rien ; la deuxième, 10 onces de liquide bilieux, purulent.

A l'autopsie on trouve un kyste hydatique gros comme une tête

(1) Murchison, Loc. cit., p. 122.

d'enfant, plein de pus et d'hydatides, se projetant de la face inférieure et comprimant la veine porte et les conduits biliaires. Le foie était parsemé de nombreux petits abcès et sa face externe recouverte de lymphe plastique. On retrouva difficilement la trace des ponctions, et il ne paraissait pas y avoir dans le voisinage indice qu'une inflammation y eût été provoquée.

Observation XXVI.

Hydatide suppurée. Ictère ultime. Pyohémie. Abcès gangréneux secondaire dans le foie (1).

Homme âgé de 37 ans, admis le 23 février 1867. Il était dans un état de prostration telle, qu'il ne put donner que quelques renseignements sur son compte. Un mois avant son admission, il fut pris de douleurs à l'épigastre et dans l'hypochondre droit, avec nausées et vomissements, et vers la même époque il remarqua, pour la première fois, au-dessous des côtes droites, une tumeur sur laquelle il lui était difficile de boutonner sa tunique.

A son entrée, abdomen tendu, sensible partout.

Le foie paraît être très gros et s'étendre jusqu'à la crête des os des îles. Langue sèche et noire ; vomissements fréquents ; pas d'ictère ; peau chaude.

Le lendemain, prostration plus marquée ; ictère conjonctival ; odeur particulière très fétide, qui semble provenir de tout le corps et non pas de l'haleine en particulier.

Mort le même jour.

Autopsie. — Péritonite récente. A la face supérieure, au lobe droit du foie, se projetait un kyste hydatique plus gros qu'une noix de coco.

Nombreuses et larges ouvertures dans la paroi du hyste ; cavité remplie d'un liquide brunâtre, purulent, d'une odeur très fétide.

Le foie tout entier était parsemé de nombreuses masses, du

(1) Murchison. Loc. cit., p. 122.

volume d'une noix à celui d'une orange, dans lesquelles le tissu hépatique était ramolli et consistait en une matière spongieuse, saturée d'un liquide pulpeux, verdâtre, extrêmement fétide.

Enclavé dans le foie, près du bord antérieur du lobe droit, existait un kyste sain, gros comme une chataigne, contenant un liquide clair et des échinocoques.

OBSERVATION XXVII.

Kyste du foie; rupture à la suite d'un traumatisme. Ictère. Abcès multiples du foie (1). (Résumé.)

Un boxeur de profession reçut un coup de poing dans l'hypochondre droit, sous les fausses côtes. Avant ce moment, cet homme avait toujours eu une bonne santé, mais depuis lors, il éprouva des douleurs continuelles dans le côté droit, et, selon son expression, il ne fut plus le même homme.

Environ six semaines après avoir reçu le coup, il ressentit soudainement des douleurs très vives dans le côté. Cette exacerbation fut bientôt suivie de céphalalgie et de nausées. Le malade perdit l'appetit, devint faible, languissant, et la diarrhée survint.

Ces symptômes ayant persisté pendant deux jours, la peau devint jaune. La diarrhée cessa, mais céphalalgie et naussées persistantes; la jaunisse augmenta.

Le 4 avril, cinq jours après l'apparition de l'ictère et environ sept semaines après avoir reçu le coup, cet homme entra à l'hôpital.

Il avait la peau très jaune ; il se plaignait d'une douleur forte avec beaucoup de sensibilité au toucher de l'hypochondre droit; ventre ballonné. Foie considérablement augmenté de volume, dépassant les fausses côtes de cinq travers de doigt; fièvre; peau chaude et sèche, langue sèche, fendillée ; céphalalgie ; nausées. La maladie fut regardée comme une inflammation du foie causée par le coup.

(1) Budd. Diseases of the livër, p. 99.

Le 26. La douleur, la fièvre, l'ictère persistent; la tumeur du foie paraît s'accroître, douleurs vives dans l'épaule et dans le bras droit.

Le 27. L'état s'est beaucoup aggravé ; vive douleur à l'épigastre ; face anxieuse ; respiration accélérée ; pouls faible ; sueurs froides.

Mort.

Autopsie.. — Foie considérablement augmenté de volume, descendant jusqu'à l'ombilic; surface couverte d'exsudations molles ; mais pas de péritonite ailleurs.

En soulevant le foie, caillot de sang dans la région épigastrique; en le retirant, on amène en même temps une hydatide qui devait être échappé de son kyste, entièrement ou en partie avant la mort.

La poche kystique était située à la face inférieure du foie, entre le lobe droit et gauche. Elle avait la grosseur d'une orange et était remplie de sang.

Dans la substance du foie, grand nombre d'abcès, de la grosseur d'un pois à celle d'une noix. Le pus avait une couleur jaune orange ; tous ces abcès existaient dans le voisinage du kyste et dans la partie supérieure du foie, entre le kyste et le diaphragme. Parmi ces abcès étaient disséminées de petites taches brunes ou aunes.

En examinant dans l'eau des coupes pratiquées dans le foie, on voyait clairement que la lésion pathologique qui se terminait par la suppuration, avait commencé dans les lobules. Au début ces lobules étaient d'une couleur brune foncée ; dans un état plus avancé, ils étaient d'un jaune foncé, couleur qui persistait jusqu'à ce qu'ils se fussent transformés en matière purulente.

Les conduits biliaires et les ramifications de la veine porte parurent normaux.

Observation XXVIII.

Tumeur hydatique du foie. Rupture dans la plèvre droite. Ictère persistant. Hypertrophie du foie (1).

L..., jardinier, âgé de 56 ans, entré le 25 avril 1854 à l'hôpital Middelsex. Quatre mois avant son entrée, il fut pris subitement de douleurs dans tout l'abdomen, mais particulièrement dans l'hypochondre droit, s'étendant de là à l'épaule droite. Vers la même époque, il devint légèrement ictérique.

Les douleurs et l'ictère persistèrent, et, au moment où on put l'examiner, le malade était devenu très faible et très émacié et se plaignait d'une toux incessante. Le foie est très gros et s'étend jusqu'à l'ombilic. Voussure considérable du côté droit de la poitrine, où la percussion donnait partout de la matité et où l'on n'entendait plus le murmure respiratoire, excepté en arrière et en haut près de la colonne. Le malade s'affaiblit de plus en plus et mourut le 10 mai.

Autopsie.—La cavité pleurale droite était remplie d'un liquide jaunâtre trouble, semi-purulent, contenant des amas de matière gélatineuse, qu'on reconnut être des vésicules hydatides. Le poumon droit était comprimé et aplati contre la colonne vertébrale et était à la base solidement fixé au diaphragme par des adhérences; il ne crépitait plus du tout, enfonçait dans l'eau, et était complètement carnifié. Le foie, énormément gros, s'étendait jusqu'à l'ombilic et pesait 90 onces. Il était solidement adhérent au diaphragme. A la partie postérieure du lobe droit se trouvait une cavité grosse comme un œuf de cygne, tapissée par un kyste hydatique et renfermant dans son intérieur quelques kystes semblables. La paroi supérieure de cette cavité était constituée par le diaphragme, sur laquelle se trouvait une large ouverture par où cette cavité communiquait avec la plèvre droite. Le foie est très congestionné. Le péricarde était collé au cœur par des adhérences récentes. Le poumon gauche, la rate et les reins étaient sains.

(1) Murchison. Loc. cit., p. 126.

DEUXIÈME PARTIE

Phénomènes cliniques qui accompagnent l'ictère dans les kystes hydatiques du foie.

CHAPITRE III.

SYMPTÔMES ET FORMES DE L'ICTÈRE.

Les formes de l'ictère observées dans les kystes hydatiques du foie peuvent se réduire à trois : ictère passager, par congestion des voies biliaires ou du foie ; ictère plus ou moins prolongé par obstruction et inflammation des canaux biliaires ; ictère grave.

Dans la première forme, les symptômes sont ceux de l'ictère catarrhal. A la suite d'une émotion, d'un traumatisme léger de la région de l'hypochondre droit, le plus souvent sans cause indiquée ou appréciable, le malade présente un peu de pesanteur de la région épigastrique et du flanc droit, et puis des nauseés ou des vomissements, du malaise général. Puis l'ictère apparaît, d'abord aux conjonctives, se généralisant ensuite à tout le corps.

Quand on examine le malade on trouve une teinte jaune, plus ou moins marquée, de toute la surface cutanée ; les urines sont ictériques et donnent par l'acide nitrique et la teinture d'iode la teinte verte caractéristique de la présence du pigment biliaire. Les selles sont décolorées, complètement ou incomplètement, suivant que la gêne de la circulation biliaire est elle-même complète ou incomplète. On trouve à la palpation le foie légèrement douloureux ; la percussion dénote une augmentation de la matité et par conséquent du volume de l'organe qui dépasse sensiblement les fausses côtes et proémine à l'épigastre. Si le kyste est volumineux et siège à la face convexe, on reconnaît son existence à la voussure, à la tuméfaction limitée de la région. Dans le cas contraire, on méconnaît le plus souvent sa présence.

Au bout d'un temps variable, sous l'influence du repos, du régime, du traitement, l'ictère s'amende et disparaît graduellement. On s'imagine n'avoir affaire qu'à un ictère catarrhal, et le malade est renvoyé guéri en apparence. Des mois, parfois des années, se passent avant que de nouveaux accidents rappellent l'attention vers le foie. Et quand le malade rentre de nouveau à l'hôpital, on constate dans ses antécédents l'existence de cette première poussée d'ictère qui remonte plus ou moins loin.

On trouve de ces ictères passagers notés dans l'histoire clinique de plusieurs malades, dont nous avons rapporté les observations, et il est naturel de les attribuer à l'irritation congestive développée par la tumeur hydatique qui avait probablement passé inaperçue à l'époque de ces premières jaunisses.

Dans d'autres cas, l'ictère a des symptômes un peu plus graves. Les signes de la congestion du foie sont plus prononcés. On note une sensibilité plus marquée de l'hypochondre droit, des épistaxis, un mouvement fébrile assez accusé. Le kyste est reconnu par un examen attentif du foie. Une ou plusieurs ponctions amènent un soulagement, parfois une guérison complète, et la disparition de l'ictère et des accidents à la suite de l'évacuation des hydatides.

Les deux observations suivantes sont des exemples de cet ordre d'ictères.

Observation XXIX.

Kyste hydatique, Ictère. Epistaxis. Trois ponctions. Guérison (1). (Résumé).

Tumeur de la région hépatique accompagnée d'ictère et de vomissements. A plusieurs reprises, épistaxis ayant nécessité l'emploi du perchlorure de fer, de la glace et enfin du tamponnement. Douleurs dans l'hypochondre droit, retentissant dans l'épaule droite.

Première ponction le 1er juillet 1871, avec la canule n° 3 et avec aspiration. Il s'écoule deux litres de liquide parfaitement incolore. L'écoulement est arrêté par crainte d'une syncope. Après trois ou quatre jours, disparition de l'ictère.

Deuxième ponction le 11. 300 grammes d'un liquide un peu plus dense, mélangé de bile et de débris d'hydatides. Le 13, quatorze garde-robes liquides. Amélioration. Il n'y a presque plus d'ictère.

Troisième ponction le 24. 1,500 grammes de liquide coloré par la bile, moins dense que précédemment.

Le 1er août, toute trace d'ictère a disparu.

En novembre, la guérison était complète et persistait cinq mois après.

Observation XXX.

Hydatide du foie. Ictère attribué à la congestion hépatique. Paracentèse. Suppuration. Large ouverture. Guérison (2). (Résumé).

B..., âgée de 32 ans, entrée à l'hôpital de Middlesex, le 30 novembre 1869. En novembre 1868, elle a remarqué pour la pre-

(1) Monod. Gaz. hebd., juillet 1872.
(2) Murchison. Loc. cit., p. 99.

mière fois que son côté droit était gros, et depuis il a continué à grossir.

Un mois avant son admission, inappétence, nausées et parfois vomissements bilieux; léger ictère (congestion hépatique). A son entrée, le foie, augmenté de volume, s'étend jusqu'à 2 pouces au-dessous de l'ombilic.

La surface de la tumeur au-dessous des côtes est lisse, élastique, indolente, un peu sensible près des côtes, manifestement fluctuante. Ictère léger; pigment biliaire dans l'urine. Selles bilieuses.

Le 9 décembre. L'ictère a presque disparu, mais l'urine contient toujours de la bile. On ponctionne le kyste. 60 onces d'un liquide limpide, contenant beaucoup de chlorure, mas pas d'albumine; pas de crochets.

Le 22. Malaise depuis le 20. Frissons le matin, nausées dans la nuit.

Le 24. Frisson violent hier soir. L'ictère a augmenté.

Le 1er janvier. Toujours très mal. La température varie de 38,4 à 40,5. Transpiration abondante la nuit. Ictère persistant.

Amélioration du 10 au 26, puis reprise des accidents et de la fièvre. Ponction le 2 février : on retire de la tumeur une pinte de pus fétide.

Caustique de Vienne sur la tumeur. Le 6, incision de l'eschare; on retire avec un gros trocart 90 onces de pus fétide contenant de nombreux fragments de membrane hydatique.

Le 8. Amélioraiion marquée. Température normale.

Depuis le 4, l'urine contient de l'albumine.

Au bout de quelques jours, l'ouverture se bouche et les symptômes généraux empirèrent. Congestion pulmonaire, dyspnée.

Le 17, on retire 60 onces de pus avec des membranes hydatiques; on fixa dans l'ouverture un tube à drainage perforé et on lava la cavité avec une solution de chlorure de zinc (1 gr. pour 50).

Le 18, l'albumine, et le 21 le pigment biliaire disparurent de l'urine, mais reparurent le 2 mars pendant quelques jours, durant lesquels le liquide fut parfois fétide.

Du 14 au 17 mars, pendant qu'on lavait la cavité, on vit sortir d'épaisses membranes d'hydatides (la vésicule mère), et, à partir de ce moment, l'amélioration marcha rapidement.

Le 1er avril, la malade se leva.

Le 6 mai, on enleva le drain, et le 6 juin la malade quittait l'hôpital, avec sa plaie presque cicatrisée.

Au printemps de 1875, elle n'avait plus un seul signe de son ancienne maladie, mais elle avait fort engraissé et s'adonnait largement aux spiritueux.

Mais la forme la plus commune de l'ictère qui accompagne les kystes hydatiques est l'ictère par obstruction du canal cholédoque.

Cet ictère peut se produire lentement ou d'une manière brusque. Lentement et progressivement, il indique la compression des gros canaux par un kyste développé au niveau du hile. Brusquement, il est le signe presque certain de la rupture de l'hydatide dans les voies biliaires.

Les signes qui précèdent l'apparition de l'ictère dans ce cas sont les suivants :

1° *La douleur.* — Elle peut avoir été précédée de quelques douleurs sourdes dans la région hépatique. Puis brutalement elle éclate avec une violence excessive et qui n'a de comparable que les douleurs de la colique hépatique par calculs biliaires. Elle siège dans la partie supérieure de l'abdomen, épigastre et hypochondre droit, et dans le dos. Dans un grand nombre d'observations on trouve indiqué qu'elle s'irradie vers l'épaule et jusque dans le bras droit. Ces irradiations dans le membre supérieur sont un fait commun à la plupart des affections douloureuses du foie. Depuis Celse, qui dit dans sa description de l'hépatite : « l'hypochondre droit est le siège d'une vive douleur qui s'étend au côté droit de la poitrine, à la clavicule, et à l'épaule correspondante, » tous les médecins qui ont spécialement étudié le foie, surtout dans des maladies inflammatoires, ont décrit ce symptôme.

A quoi est due cette irradiation? Le mécanisme en est fort obscur. A l'exemple du professeur Vulpian, on peut considérer la douleur d'épaule comme un exemple de *synesthésie*, de sensation associée, l'excitation douloureuse partie du foie retentissant sur un centre médullaire très voisin du noyau d'origine des nerfs du moignon de l'épaule et suffirait à mettre en jeu la sensibilité de ce centre fonctionnel. D'après Embleton Dennys, qui a fait de cette douleur une étude spéciale(1), il y aurait une névrite véritable propagée du foie aux branches, et au tronc du pneumogastrique et du spinal. Il invoque à l'appui de son opinion ce fait, que le siège de la douleur serait constamment le point où la branche externe du spinal pénètre sous le bord du trapèze; consécutivement il ne serait pas exceptionnel de voir se produire une paralysie incomplète du sterno-mastoïdien et du trapèze,

Cette douleur du début qui annonce la rupture du kyste peut être tellement vive, qu'elle amène une syncope avec perte de connaissance qui, dans plusieurs observations, a duré plusieurs heures. Il n'y a pas, dans les faits que nous avons réunis, de cas de mort subite ou rapide, comme on en a cité quelques-uns dans la colique hépatique d'origine calculeuse

Les vomissements accompagnent habituellement la douleur, vomissements plus ou moins répétes, de matières alimentaires ou bilieuses.

Souvent en même temps que la douleur, se produit un

(1) Embleton Dennys. On the Shoulder Tip Pain and other sympathic Pains in Diseases of the Liver. In Brit. med. Journ., 22 ocbre 1870.

frisson violent; mais ce frisson est passager. La fièvre ne survient que plus tard et indique une complication grave que nous allons bientôt décrire. La crise douloureuse peut être unique; puis se déroule une série d'accidents dont la production est constante. D'autres fois les accès se succèdent comme dans la colique calculeuse, à un ou plusieurs jours d'intervalle.

Dès le second ou le troisième jour, l'ictère apparaît, appréciable d'abord aux conjonctives, puis envahissant toute la surface du corps. Les urines contiennent du pigment biliaire; les selles se décolorent et présentent une teinte argileuse cendrée.

Ces phénomènes indiquent que les vésicules du kyste rompu se sont engagées dans les canaux hépatiques et cholédoque et obstruent ces canaux.

Cette obstruction accomplie, que va-t-il se passer? Deux choses sont possibles: ou les hydatides engagées vont être expulsées par la contraction du cholédoque, passer dans l'intestin et être rendues dans les selles, ou bien elles vont rester enclavées dans le conduit.

Dans le premier cas, comme chaque kyste contient en général un nombre plus ou moins considérable de vésicules, après une première accalmie, de nouvelles crises se produisent à chaque engagement nouveau de vésicules dans le cholédoque; mais le conduit ayant été dilaté par les premières vésicules expulsées, ces crises seront en général moins violentes, et il peut se faire qu'elles ne déterminent pas d'ictère; les vésicules ne s'arrêtent pas dans le canal et passent rapidement dans l'intestin. On trouve ainsi des observations où des quantités prodigieuses d'hydatides ont été rendues par les selles: dans le cas de Charcellay, deux cents (Obs. XXXI); dans le cas de W. Guitskell, publié dans le *London médical* de 1815, plus de mille, mêlées à des calculs biliaires.

Ces crises peuvent durer des mois et des années. La malade du professeur Lasègue avaient des crises presque périodiques revenant tons les mois. Sir Thomas Watson rapporte le cas d'un médecin qui, pendant huit à dix ans, eut, à des intervalles variant de dix à quatorze mois, une série de crises analogues à celles que produit le passage d'une concrétion calculeuse à travers les voies biliaires.

En mai 1847, juste après une de ces crises, tandis qu'il était à la recherche d'un calcul, il découvrit deux à trois petites hydatides dans les selles. En juillet, il eut les mêmes symptômes pendant quatre ou cinq jours et alors il vomit une hydatide plus grosse qu'un œuf de pigeon. Cette crise fut suivie de symptômes pulmonaires et, en août, il commença à expectorer des hydatides avec quantité de bile. Les hydatides cessèrent de paraître vers la fin de novembre, et la bile dans la seconde semaine de février 1848. Après cela, il guérit, et vingt-trois ans plus tard il était toujours en vie, avait bonne santé et suffisait aux soins d'une pratique médicale active(1).

M. Cyr, le traducteur de Murchison, cite le fait suivant, qui lui a été communiqué par le Dr Dourlen, d'Argenteuil. Un cultivateur le fit demander pour une crise de douleurs présentant tous les caractères de la colique hépatique. Cette crise se renouvela cinq ou six fois, à de courts intervalles, sans aucune apparence de tumeur, et chaque fois le médecin fit chercher avec grand soin dans les garde-robes, mais inutilement, la présence des calculs. Le malade,

(1) Thomas Watson. Lectures on the pract. of med., 1871, 5e édition, t. II, p. 632.

ennuyé par la persistance de cet état, se rend à Paris et entre à la Pitié, dans le service du professeur Lasègue, où le même diagnostic est porté. Au bout de peu de temps, le malade quitte le service dans la même situation, et un mois plus tard, à la suite d'une crises de coliques plus violentes, il rendait par l'anus une demi-douzaine d'hydatides du volume de petites noisettes, qu'il montre triomphalement au docteur. Il n'a plus eu de crises depuis lors (1).

L'observation suivante de Murchison prouve que si l'expulsion des hydatides amène la guérison de l'ictère, tout danger n'est cependant pas passé, et que la mort peut encore survenir dans ces conditions, dans le cas particulier, il est vrai, par un mécanisme bien rare, la rupture d'adhérences anciennes du foie dans les efforts de vomissements.

Observation XXXI.

Tumeur hydatique du foie ouvert dans le cholédoque. Ictère. Evacuation de nombreuses membranes d'hydatides par les selles. Rétablissement. Crises de coliques hépatiques par suite du passage par les voies biliaires de kystes restant dans le foie. Rupture d'adhérences anciennes du foie dans des efforts pour vomir. Péritonite. Mort (2). (Résumé).

Le 29 octobre 1861, je fus consulté par M. G. W..., âgé de 53 ans. Il se plaignait depuis quelques semaines de flatulence et d'une sensation de constriction et d'oppression après les repas. Trois jours avant il avait été pris de douleurs vives dans l'abdomen ayant l'apparence de coliques. Pas d'ictère. Matité hépatique

(1) S. Cyr. In traduction française des leçons de Murchison, sur les maladies du foie, p. 60.

(2) Murchison. Loc. cit., p. 118.

dépassant d'un pouce le rebord costal. Les digestions ont toujours été bonnes. sauf une fois, il y a sept ans, où il eut quelques crises de coliques, semblables à celles dont il avait récemment souffert.

Le 24 novembre. Vomissements suivis d'une aggravation des symptômes dyspeptiques et d'augmentation de la sensibilité dans l'hypochondre droit.

Le 6 décembre. Le malade est beaucoup plus mal. Sensibilité dans l'hypochondre plus vive. Douleur constante, qui devient plus aiguë quand il tousse.

Le 12, même état; pas d'ictère. On ne sent rien qui ressemble nettement à une tumeur; pas de voussure des côtes.

Le 16 et le 17, le malade a rendu, pour la première fois, quelques hydatides dans une selle bilieuse.

Le 18, la situation a empiré : ictère très prononcé des téguments, urine chargée de pigment biliaire; pas de trace de bile dans les matières. Douleur incessante dans le côté droit, avec paroxysme, de temps à autre semblables à des coliques. Sueurs profuses la nuit. Prostration complète.

Le 19. Le malade se sent beaucoup mieux, il a rendu par l'anus une grande quantité de vésicules hépatiques, de grosseur très variable, depuis le volume d'une tête d'épingle jusqu'à celui d'une orange. La peau et les urines sont encore ictériques, et il n'y a pas de bile dans les selles.

Le 20. Les matières sont teintées de bile et contiennent encore de nombreuses hydatides.

Le 21. Presque plus d'ictère. Les matières contiennent toujours des hydatides et quantité de bile.

Le malade continue à rendre quelques vésicules à chaque selle jusqu'au 31 décembre. Il eut encore, de temps à autre, des crises de douleurs aiguës, mais passagères, dans l'abdomen ressemblant à des coliques. Le 6 janvier 1862, il était tout à fait convalescent.

Dans le mois de mars il eut des crises de coliques : la première durant une heure et demie, si violente « qu'il en était courbé en deux » ; la seconde moins intense.

Le 8 avril, peu après le dîner, il fut pris subitement, dans l'abdomen, d'une violente douleur qui revint avec plus d'intensité et fut accompagnée cette fois de vomissements. Pas d'ictère.

Le lendemain les paroxysmes douloureux ont cessé, mais la région du foie est très sensible ; douleur intense provoquée par la toux et les mouvements. Les vomissements n'ont pas tout à fait cessé.

Le 10. Prostration extrême; pouls à 120, imperceptible au poignet. Traits pincés, peau froide, sueurs visqueuses. Mort.

Autopsie. — Pas de péritonite. Lobe gauche du foie sain. La face supérieure et inférieure du lobe droit était solidement adhérente aux parties adjacentes. Près du bord droit, quelques-unes des bandes qui unissaient le foie aux côtes paraissaient s'être rompues et on voyait en ce point une plaque de lymphe récente, pas plus large qu'un pouce carré, autour duquel la vascularisation était légèrement accrue.

Dans la substance du lobe droit, cavité affaissée, du volume d'une orange, presque vide, contenant quatre ou cinq vésicules hydatiques flétries.

Un conduit biliaire considérablement dilaté faisait communiquer cette cavité aveo le cholédoque.

Tout le canal, depuis la cavité jusqu'à son embouchure duodénale, était assez large pour admettre l'extrémité du petit doigt.

Plus en arrière, dans le lobe droit, et tout à fait distincte de la première, se trouvait une autre cavité. du volume d'une prune, tapissée d'une ancienne membrane hydatique durcie et jaune opaque. Cette tumeur peut avoir été la source des symptômes que le malade a éprouvés sept ans avant sa mort.

Observation XXXII.

Kyste hydatique. Coliques hépatiques. Ictère. Diarrhée bilieuse. Expulsion de plus de deux cents hydatides par le rectum. Guérison (1). (Résumé).

Un berger de 42 ans, dont plusieurs moutons avaient eu le

(1) Charcellay. Recueil des travaux de la Soc. méd. d'Indre-et-Loire, 1863. Analysé dans l'Union médicale, avril 1864, p. 142.

foie malade, entre à l'hôpital de Tours le 26 mai 1863, avec ictère, fièvre intense, dyspnée, selles et vomissements bilieux, douleur vive revenant par accès, commun dans la colique hépatique dans la moitié inférieure du côté droit.

Elle s'est déclarée dès les premiers jours de mars, et manifestée surtout en haut, avec développement progressif de l'abdomen dans cette région.

Vomissements et diarrhée bilieuse à la fin d'avril, avec malaise et douleur croissante.

A l'examen, la matité remonte jusqu'à la sixième côte, et le foie s'élève à deux travers de doigt sous les côtes; selles avec des grumeaux blanchâtres et des glaires.

Après l'usage d'une potion opiacée, de pilules d'aloès et de savon et la pommade camphrée belladonnée, l'examen des selles montre 19 à 12 petites hydatises arrondies, transparentes, de 1 à 4 centimètres de diamètre, accompagnées de filet sanguins, et de flocons blanchâtres caséiformes. Elles deviennent plus nombreuses ensuite et sont accompagnées de fausses membranes rubannées, offrant de petites ouvertures ou bien tubriliformes à plusieurs divisions, que M. Charcellay a soumise à la Société de médecine, comme offrant très exactement l'empreinte des conduits hépatiques.

Malgré une bronchite et un épanchement pleurétique intercurrent qui augmentent l'acuité des accidents, les hydatides cessent d'être rendues à partir du 16 juin, après l'expulsion de plus de 200. L'appétit revient avec le sommeil, l'ictère s'efface, la matité hépatique diminue beaucoup, et cet homme sort de l'hôpital à la fin de juin, parfaitement guéri.

Si l'ictère se fonce et persiste, c'est que le canal cholédoque est resté obstrué par les hydatides. Cette obstruction peut être intermittente ou permanente.

Elle peut être aussi complète ou incomplète ; mais ceci importe peu à la marche des accidents qui sont les mêmes dans les deux cas. L'oblitération incomplète est indiquée par ce fait que, tandis que la peau et les urines présentent coloration ictérique, les selles au lieu d'être décolorées contiennent encore une certaine proportion de bile.

L'obstruction intermittente est la chose la plus ordinaire. Après un temps variable d'arrêt complet de la bile, sous l'influence sans doute de la tension produite par l'accumulation de ce liquide au-dessus de l'obstacle, et aussi sans doute de contraction du cholédoque, la vésicule arrêtée dans le canal, souvent dans l'ampoule de Vater, est poussée dans le duodénum, et les conduits biliaires se trouvent dégagés. Cette désobstruction est caractérisée par plusieurs phénomènes :

En premier lieu, la production d'une diarrhée liquide abondante, due évidemment à l'irritation intestinale provoquée par le passage d'une grande quantité de bile, de voies biliaires où elle s'était accumulée dans le canal intestinal.

En deuxième lieu, la constatation dans les selles rendues par le malade de vésicules hydatiques ou de débris de membranes. Ces débris sont facilement reconnaissables en général ; ils sont colorés d'habitude en vert par la bile. Si l'on doutait de leur nature, l'examen microscopique lèverait toute incertitude.

La nature des selles est à noter ; elles contiennent le plus souvent une grande quantité de bile. D'autres fois, quand le kyste est suppuré, on peut y retrouver comme dans l'observation de MM. Graux et Hayem tous les caractères du liquide évacué par les ponctions faites à la tumeur.

En troisième lieu, il est possible, dans certains cas, quand il existe dans la région du foie une tumeur saillante, facile à reconnaître et à délimiter, il est possible de constater, après l'évacuation de ces selles profuses, un affaissement du kyste, une diminution de volume de la tuméfaction de l'hypochondre droit. Le malade est d'ordinaire notablement] soulagé par cette évacution du kyste, et il y a un amendement plus ou moins prononcé de symptômes généraux.

Mais bientôt de nouvelles vésicules sont expulsées hors de la cavité kystique pénètrent dans le cholédoque et viennent de nouveau fermer l'orifice duodénal. Si l'ictère avait disparu après la première désobstruction, ce qui n'arrive que lorsque l'intervalle entre les diverses crises est de plusieurs jours, il reparaît aux conjonctives et à la peau. Si la jaunisse n'avait pas eu le temps de s'effacer et que le rétablissement du cours de la bile n'avait été marqué que par la coloration biliaire des selles, cette coloration se supprime et les garde-robes redeviennent cendrées et argileuses.

Cette série d'obstruction et de désobstruction du cholédoque peut se terminer par la guérison définitive, comme nous l'avons vu, quand le kyste est complètement vidé, et cela sans qu'il y ait eu à proprement parler de phénomènes graves.

Mais il peut se faire aussi que sous l'influence de l'oblitération et de l'irritation provoquées par la rétention de la bile d'une part, par le passage des liquides contenus dans le kyste de l'autre, les voies biliaires s'enflamment ; l'on observe alors les divers accidents qui caractérisent l'angiocholite et que nous allons étudier tout à l'heure. Même dans ces cas pourtant, la guérison est possible, comme le prouvent différentes observations. C'est ainsi que M. Chereau a rapporté un fait où la guérison survint quand le patient semblait perdu sans ressources (1). De même Bahrt a publié un cas où, malgré

(1) Chereau. Union médicale, 1861.

une angiocholite certaine, les accidents finirent par disparaître et la guérison ne se démentit pas (1). Il en est de même dans les deux remarquables observations suivantes, dues l'une à M. le professeur Lasègue, l'autre à Frerichs.

Observation XXXIII.

Kystes hydatiques du foie. Suppuration de la cavité kystique. Communication avec l'intestin. Coliques hépatiques. Ictère. Fièvre intermittente. Evacuation des hydatides par les selles. Guérison (2). (Résumé).

Femme âgée de 39 ans, blanchisseuse, entrée le 10 juillet 1873 à la Pitié. Depuis trois ans, fréquents malaises, douleurs dans les deux hypochondres. La malade dit même s'être aperçue, dès ce moment, d'une grosseur qui se produisait et disparaissait avec des alternatives plus ou moins répétées, et qui siégeait au creux épigastrique. De temps à autre, crises douloureuses comparables à des coliques, avec retentissement dans l'épaule droite. Vers la fin du mois de juin, crise de coliques excessivement violente ; durant cinq à six heures, avec perte de connaissance.

Etat actuel. — Faiblesse très grande ; coloration subictérique généralisée ; cet ictère date seulement de deux à trois jours, et il n'a pas été précédé d'une crise nouvelle ; urines ictériques.

Palpation du foie très douloureuse ; l'organe dépasse le rebord costal de deux travers de doigt ; pas de déformation ni de saillies anormales à la vue.

Le 14. Ictère plus prononcé ; mais les selles ne sont pas décolorées ; l'obstruction du cholédoque est donc incomplète.

6 août. Amélioration notable ; l'ictère s'efface ; mais le foie reste gros, et les douleurs continues avec exacerbation, persistent.

(1) Bahrt. In Arch. der Heilk-Heft, 4, 5, 1872.

(2) Lasègue. Arch. gén. de méd. de méd., 1873, t. II, p. 718. Observation prise par M. Sue, externe du service.

A partir du 12 août, accès de fièvre très intense, se manifestent d'une façon irrégulière, avec frisson très accentué ; l'ictère reparaît ; garde-robes décolorées ; foie très douloureux.

Le 22. Douleur toujours intense au niveau du foie ; apparition d'une tumeurs arrondie, de la dimension d'une pièce de 5 francs en argent, au creux épigastrique ; fièvre intense, 40,2 ; teinte ictérique prononcée.

Le 28. Dans la nuit, la malade a été prise tout à coup de *vomissements*, et peu de temps après, elle a été à la garde-robe. *Dans les garde-robes on trouve* 3 *kystes hydatiques* du volume d'une noix ; deux sont ouverts ; le troisième est encore fermé ; au microscope on observe, à l'intérieur de ce dernier, un grand nombre de crochets caractéristiques ; affaissement absolu de la tumeur épigastrique.

On trouve encore dans les garde-robes rendues le 30 août, deux kystes hydatiques ouverts ; les selles restèrent purulentes jusqu'au 10 septembre. L'état général, à partir de ce jour, s'améliora rapidement ; la fièvre cependant persista pendant une dizaine de jours, et le foie resta douloureux trois semaines encore après l'évacuation de ces kystes. La coloration ictérique disparut aussi à ce moment.

15 octobre. La malade, guérie, quittait l'hôpital.

Observation XXXIV.

Tumeur hydatique. Subite exaspération de la douleur ; évacuation par les selles de vésicules d'échinocoques ; diminution de la douleur. Diarrhée. Frissons répétés. Ictère. Anémie. Guérison lente (Résumé) (1).

B..., âgé de 16 ans, entré le 14 juin 1858. A la suite d'une contusion de la région hépatique, douleurs violentes ; nausées ; céphalalgie ; on sentait, à droite, sur le bord des fausses côtes une tumeur ovale très douloureuse.

(1) Frerichs. Traité des maladies du foie, p. 67,

Le 19. Violentes douleurs au niveau de la tumeur; le malade est sans pouls, froid, affaissé.

Le 20. La tumeur a disparu, et on trouve en même temps, dans les garde-robes, quatre vésicules du volume d'une noisette et d'une noix. Elles étaient déchirées, colorées en jaune et provenaient bien d'un sac d'échinocoques, comme le prouve l'examen microscopique, en montrant leurs couches concentriques et leur nature amorphe. On n'y trouva pas de crochets.

Jusqu'au 11 juillet, amélioration.

Le 11. Vomissements suivis de fièvre ; teinte ictérique de la peau et de l'urine ; garde-robes de couleur cendrée ; région du foie très tendue et douloureuse.

Le 12. Frisson suivi de chaleur et de sueurs.

Le 14. Ictère plus marqué, frisson, garde-robes décolorées.

Le 16. Ictère moins prononcé ; urines plus claires ; le foie n'est plus douloureux.

Le 18. Plus de fièvre ; appétit plus prononcé ; urines sans pigment biliaire.

Le malade sort le 2 août. La fièvre, l'ictère et les autres symptômes de maladie du foie ont complètement disparus.

Mais cette terminaison heureuse est loin d'être la terminaison habituelle de l'ictère produit par l'engagement des vésicules hydatiques dans le canal cholédoque. La chose à craindre est l'inflammation des canaux biliaires, et on peut dire que, soit que l'obstruction soit intermittente, les vésicules étant évacuées à mesure, soit que l'oblitération soit permanente, cette angiocholite est la règle. Elle peut être simple, catarrhale, et alors la guérison est encore possible, comme nous l'avons vu. Mais même, dans cas, elle peut avoir une terminaison fatale, comme cela est arrivé dans l'observation prise dans le service du professeur Hardy, l'angiocholite, dans un foie déjà profondément altéré, provoquent sans doute du côté des cellules hépatiques des modifications graves qui amènent la suppression des fonctions de l'organe et tous les symptômes de la cholémie. Le plus souvent, elle est suppurative. Cette évolution se produit surtout quand soit spontanément, soit à la suite d'une intervention chirurgicale, soit par le fait de la rupture du kyste, la suppuration survient dans la cavité kystique. On a signalé l'heureuse influence du mélange de la bile avec le contenu des kystes, la bile tuant les hydatides, et cette destruction des hydatides amenant l'affaissement et la régression de la tumeur. Mais il faut bien convenir que cette pénétration de la bile ne pouvant se produire que par l'ouverture de la cavité dans les voies biliaires, cette chance de guérison se trouve compensée et au delà par les dangers qui résultent de l'inflammation de ces voies biliaires.

Voyons donc maintenant quels sont les signes qui traduisent cliniquement cette dangereuse complication.

Ces symptômes de l'angiocholite d'origine hépatique ne diffèrent pas des symptômes de l'angiocholite d'origine calculeuse si bien décrits par M. Charcot et par son élève M. Magnin (1). L'observation XIII (Graux et Hayem) offre un exemple typique d'angiocholite purulente. La caractéristique est fournie par les accès fébriles intermittents, qu'on appelle *la fièvre intermittente hépatique.*

Monneret avait signalé et étudié la forme intermittente et rémittente de la fièvre dans les maladies de l'apparei hépatique, et il avait assigné cette forme spéciale du mouvement fébrile à toutes les lésions du foie, congestion, inflammation du parenchyme, altération des canaux biliaires. M. Charcot a montré que c'est surtout dans le catarrhe des

(1) Magnin. De quelques accidents de la lithiase biliaire. Th. Paris, 1869. Charcot. Leçons sur les maladies du foie et des reins, recueillies par Bourneville etSevestre. Paris, 1876.

voies biliaires qu'elle se manifeste et, après les travaux de ce maître, on peut affirmer qu'il existe une inflammation des canaux excréteurs de la bile, chaque fois que dans le cours d'une maladie hépatique on voit survenir la forme de fièvre que nous allons décrire.

Dans la lithiase biliaire, la cause la plus commune de la fièvre intermittente hépatique, on a distingué deux ordres de faits : ceux où l'accès est unique, isolé, coïncidant avec une colique hépatique ou la remplaçant, c'est la fièvre *hépatalgique* de M. Charcot ; ceux où les accès se succèdent en série plus ou moins réguliers, c'est la fièvre *angiocholique* vraie. Dans les cas de kyste hydatique rompu dans les voies biliaires, cette division peut-elle être maintenue ? Il est difficile de le dire. On signale bien dans quelques-unes de nos observations l'existence d'un frisson accompagnant les vomissements et la douleur aiguë qui annoncent la rupture de l'hydatide ; mais il n'est pas spécifié si ce frisson a été unique, ou si la fièvre a persisté les jours suivants.

Nous nous contenterons donc de décrire la fièvre angiocholique, à accès intermittents, qui dans presque toutes les observations est indiquée plus ou moins nettement parmi les symptômes concomitants de l'ictère.

La fièvre ne débute pas brusquement sous la forme franchement intermittente. Elle est précédée pendant un temps variable par des phénomènes fébriles sans type net ; c'est-à-dire qu'il est noté que le malade a la peau chaude, le pouls fréquent, des transpirations abondantes. Dans le cours de cette fièvre, qui ne sort pas du cadre classique de toute fiévre symptomatique d'une inflammation, éclate brutalement un frisson violent, suivi d'une période de chaleur et terminé par un stade de sueurs.

L'accès ne diffère donc pas essentiellement de l'accès ordinaire de la fièvre palustre. Il débute par un frisson, qui se prolonge plus ou moins depuis une demi-heure jusqu'à une heure, deux heures et même trois heures. La sensation de refroidissement est très marquée ; le malade a un tremblement généralisé avec claquement de dents ; il grelotte de tous les membres ; les lèvres et les extrémités sont violacé

La température centrale monte à 40, 41 degrés.

Au refroidissement succède la période de chaleur, la peau devient brûlante et sèche ; le pouls est fréquent, précipité. La température reste très élevée. Cette période peut aussi durer plusieurs heures, et est remplacée par un stade de sueurs abondantes, parfois profuses, avec sensation de soulagement, mais en même temps d'abattement et de faiblesse très prononcée.

Les accès n'ont pas toujours une violence et une netteté aussi marquées ; le frisson peut être peu intense, le stade de sueurs à peine appréciable ou manquer complètement.

Ce qui persiste, c'est l'intermittence ; les accès reviennent tous les deux jours, tous les trois jours, parfois tous les jours. Parfois les accès sont séparés par des intervalles irréguliers de quatre, cinq jours. C'est ce qui a fait dire à M. Charcot que la plupart des fièvres septanes ou octanes des anciens auteurs n'étaient sans doute que des fièvres intermittentes symptomatiques d'une maladie du foie ou des reins.

Monneret avait fort bien décrit ces accès, comme nous venons de le dire, et il avait donné les caractères qui les différencient des fièvres intermittentes vraies.

D'après lui, ces accès symptomatiques se distinguent par l'heure de leur apparition, qui correspond à la seconde moitié du jour, alors que les accès palustres, dans le plus grand nombre des cas, surviennent de préférence le matin. Ils ne présentent pas non plus une parfaite régularité, ni une évolution toujours identique ; souvent ils reviennent sans périodicité marquée, et varient d'intensité d'un accès à l'autre. Il est fréquent de les voir se reproduire à longs intervalles, en laissant plusieurs jours d'apyrexie ; ils n'entraînent à leur suite aucune augmentation du volume de la rate ; enfin résistent au quinquina, qui a si vite raison des fièvres paludéennes.

Il est un dernier caractère, sur lequel on a beaucoup insisté dans ces derniers temps : ce sont les variations de l'urée éliminée pendant les accès. Tandis que dans la fièvre palustre l'augmentation de l'urée serait un fait constant, dans la fièvre angiocholique au contraire, non seulement l'urée n'augmenterait pas, mais elle tomberait même au-dessous de la normale et deviendrait bien inférieure à celle que l'on avait constatée pendant la période apyrétique. L'observation que M. Regnard a communiquée à la Société de biologie en 1873 est l'exemple le plus remarquable de cette anomalie. Il s'agissait d'un cas de fièvre angiocholique d'origine calculeuse. Aucune observation de ce genre n'a été faite, croyons-nous, dans les cas d'angiocholite d'origine hydatique. Nous n'insisterons donc pas sur ce point.

Quelle est la cause de ces accès intermittents ? M. Charcot a proposé l'explication suivante :

« Cette fièvre intermittente tiendrait à la présence dans les voies biliaires dilatées et enflammées d'un principe septique, d'un poison morbide pyrétogène, résultant de l'altération du liquide biliaire. Ce principe est encore inconnu, de même que les conditions prochaines qui président à sa production. »

La résorption du poison se ferait à la surface de la muqueuse biliaire enflammée, soit par suite de l'érosion des canaux, soit sous l'influence de l'augmentation de pression causée par un obstacle au cours de la bile. Il y aurait là une grande analogie avec les accès fébriles observés chez les malades atteints de pyélo-néphrite chronique ou de catarrhe des voies urinaires, accès qui surviennent en général à la suite de cathétérisme, de manœuvres de lithotritie, mais aussi spontanément et en dehors de toute intervention chirurgicale.

L'angiocholite ainsi caractérisée par un ictère persistant et par une fièvre à accès intermittents irréguliers, aboutit, nous l'avons dit, le plus souvent à une terminaison fatale, et cette terminaison a lieu d'ordinaire au milieu des symptômes de la cholémie, de l'ictère grave. C'est là un exemple de ce qu'on a appelé l'*ictère grave secondaire*. L'ictère grave, tel que l'a défini Frerichs, l'ictère grave avec atrophie jaune aiguë du foie, est une maladie spéciale, c'est l'ictère grave primitif. Mais comme l'a montré M. Rendu dans son article du *Dictionnaire encyclopédique*, et cette distinction se trouve encore établie par M. Mathieu, dans une revue critique publiée dans les Archives de médecine(1), le syndrome de l'ictère grave peut venir terminer la plupart des maladies du foie, la cirrhose hypertrophique en première ligne, les différentes formes de l'hépatite interstitielle, la lithiase biliaire, nous ajouterons les kystes hydatiques avec angiocholite. Chaque fois que, dans un ictère chronique, les cellules du foie subissent une altération trop profonde qui détruit tout fonctionnement, on peut voir survenir les phénomènes de l'ictère grave.

(1) A. Mathieu. De l'ictère grave au point de vue de sa pathogénie. Arch. gén. de méd., 1880.

Ces phénomènes sont : la prostration typhoïde du malade s'accentuant de jour en jour, avec sécheresse de la langue, fuliginosité et encroûtement du sang des lèvres et des narines, le subdelirium, le coma et enfin les hémorrhagies par diverses voies.

Les hémorrhagies peuvent se produire par les muqueuses et par la peau. La plus fréquente, et nous ne trouvons guère signalée que cette variété dans nos diverses observations, est l'épistaxis.

Il ne faut pas se hâter de conclure à l'ictère grave, parce qu'on voit survenir chez un malade atteint d'ictère des épistaxis répétées. Dans l'observation de M. Monod, où l'ictère paraît n'avoir été qu'un ictère par congestion et où la guérison survint après l'évacuation du kyste par des ponctions successives, le malade eut plusieurs épistaxis abondantes et qui nécessitèrent même le tamponnement. On sait que la plupart des maladies du foie donnent souvent lieu à des accidents hémorrhagiques. Ce fait était bien connu des anciens médecins, depuis Hippocrate et Galien, et c'est encore à Monneret qu'on doit d'avoir rappelé l'attention sur ce phénomène et d'avoir fait pour ainsi dire une loi générale de la symptomatologie des affections hépatiques (1).

Mais quand ces hémorrhagies se produisent dans le cours d'un ictère chronique, elles acquièrent une gravité pronostique exceptionnelle ; elles annoncent la profondeur de l'altération subie par le liquide sanguin, et, dans notre cas particulier, elles ont amené la mort à plusieurs reprises. C'est ainsi que dans l'observation XX (H. Martin), cette

(1) Monneret. Des hémorrhagies produites par les affections du foie. Arch, gén. de méd., mai 1854.

fois, sans que le malade présentât les autres phénomènes de l'ictère grave, une légère épistaxis se produisit un jour. Le lendemain, l'épistaxis se reproduisit, mais plus abondante; les jours suivants, de nouvelles hémorrhagies nasales se répétèrent, abondantes, profuses: tous les traitements usités en pareil cas, le tamponnement lui-même, furent inutiles; le malade mourut épuisé par ces pertes de sang incoercibles. De même, dans l'observation due à M. Cadet de Gassicourt, la mort fut la conséquence d'épistaxis répétées. Le malade avait déjà eu des saignements de nez un mois auparavant; puis une amélioration s'était faite, quand soudainement l'ictère reprit avec une intensité remarquable, s'accompagnant d'une prostration profonde. En même temps les épistaxis reparurent d'abord par la narine droite: on fit le tamponnement. L'épistaxis continua par la narine gauche: nouveau tamponnement. Presque aussitôt après, ce furent des vomissements de sang qui survinrent, puis des selles sanglantes.

En quarante-huit heures, le malade était mort. Il est à remarquer que, dans ces deux cas, il s'agissait d'enfants, âgés de 10 ans dans l'observation de M. Martin, de 7 ans dans l'observation de M. Cadet de Gassicourt. L'âge est évidemment pour beaucoup dans la rapidité de la terminaison fatale et peut-être aussi dans la facilité et dans la persistance avec laquelle se sont succédées les hémorrhagies. On peut noter aussi que c'est par la narine droite, comme l'avait remarqué Galien, que les épistaxis ont débuté dans le cas de M. Cadet de Gassicourt, comme aussi dans un certain nombre de nos autres observations.

Observation XXXV.

Kyste hydatique de la face inférieure du foie. Destruction d'une partie du cholédoque par compression. Double ulcération du kyste dans ce conduit. Ictère. Hémorrhagies répétées (1). (Résumé.)

Garçon âgé de 7 ans; première jaunisse en mai 1854, à la suite d'une impression morale vive. L'ictère disparut, mais au mois de mars de l'année suivante, il reparut.

Le malade entra alors à la Charité.

A son entrée, outre l'ictère et les phénomènes présentés par les garde-robes et les urines que l'acide nitrique verdissait fortement, on constata une légère augmentation du volume du foie, qui dépasse le rebord costal de 4 centimètres; pas de douleurs dans la région hépatique; épistaxis répétées.

Sous l'influence du traitement, tannin et préparations ferrugineuses, amélioration jusqu'au 10 avril.

A cette époque, les accidents reparurent avec une violence plus grande que jamais. Tout à coup, presque du jour au lendemain, l'ictère reprit une intensité remarquable. Les selles redevinrent sèches, décolorées; l'urine prit une teinte jaune foncé, et semble se couvrir d'une couche huileuse.

En même temps l'abondance, la fréquence des épistaxis redoublèrent, surtout par la narine droite.

Un premier tamponnement fut fait le 17 avril; l'épistaxis continuant par la narine gauche; deuxième tamponnement le 18. Quelques instants après, le malade vomissait environ 1 litre de sang.

A 10 heures 1/2, il rendait une selle entièrement sanglante.

A midi, une seconde garde-robe, dans laquelle les matières dures et décolorées étaient enveloppées d'une couche de sang.

Puis, à 2 heures et demie du soir, il se plaignit, pour la première fois, d'une vive douleur à la région hépatique.

A 3 heures il était mort.

(1) Cadet de Gassicourt. Th. Paris, 1856, p. 36.

Autopsie. — Le foie avait une couleur bronzée, et en la coupant longitudinalement, on voyait que cette coloration se prolongeait dans toute l'épaisseur du tissu ; les vaisseaux biliaires n'étaient nullement dilatés. Sur le trajet du cholédoque, entre la vésicule et le canal cystique d'une part, et l'ouverture duodénale du cholédoque de l'autre, se trouvait une poche du volume d'un œuf de poule, située sur le trajet même du cholédoque.

Un des modes de terminaison fréquente de la maladie est le développement d'une péritonite aiguë. Dans le cours des accès fébriles intermittents, survient brusquement une violente douleur irradiée à tout l'abdomen; le facies se grippe et se décompose rapidement, les extrémites se refroidissent, le pouls devient innombrable, imperceptible, et le malade meurt parfois en quelques heures.

On peut expliquer cette péritonite de plusieurs façons, ou bien l'inflammation hépatique s'est propagée par contiguïté au péritoine avoisinant; ou bien un des abcès biliaires disséminés à la surface du foie, conséquence de l'angiocholite suppuré, s'est rompu dans la cavité péritonéale; ou bien enfin, comme dans le cas de M. Charcot (observ. I), c'est le kyste lui-même qui s'est rompu, sans doute sous l'effort de la tension augmentée, consécutive à l'accumulation de la bile en arrière de l'obstacle qui ferme l'orifice du cholédoque.

Dans une des observations de Murchison (observ. XXX), la mort fut la conséquence de la rupture d'adhérences anciennes qui attachaient le foie à la paroi abdominale, probablement dans les efforts faits par le malade pour vomir.

Enfin, dans certains cas, une complication nouvelle, l'ouverture du kyste sous la plèvre ou dans le poumon, vient hâter la terminaison fatale.

Nous ne dirons que peu de chose de l'ictère par inflammation de la veine porte. Comme on peut le voir par l'observation de M. Leudet (observ. XXIV), les symptômes n'en diffèrent pas de ceux de l'angiocholite par obstruction, et il est difficile, pour ne pas dire impossible, de faire pendant la vie le diagnostic entre ces deux causes de l'ictère. La fièvre et la jaunisse, les douleurs dans la région du foie sont les mêmes ; le malade tombe bientôt dans un état typhoïde et meurt avec des phénomènes qui ressemblent en tout point à ceux de l'ictère grave.

En résumé, la terminaison de l'ictère qui accompagne les kystes hydatiques peut être :

1° La guérison, s'il ne s'agit que d'un ictère congestif ou même s'il s'agit d'un ictère consécutif à l'ouverture du kyste dans les voies biliaires, mais à condition que les hydatides soient expulsées promptement ou que l'angiocholite ne suppure pas.

2° Le plus souvent, la mort, et cette mort est la conséquence soit d'une angiocholite aiguë, catarrhale ou purulente, aboutissant d'ordinaire au syndrome d'ictère grave, par destruction rapide des cellules hépatiques ; soit d'une angiocholite chronique, amenant dans le foie des modifications lentes qui favorisent l'altération du sang et la production d'hémorrhagies répétées ; soit d'une complication tenant à l'angiocholite, péritonite généralisée par rupture d'un abcès ou par contiguïté, ou au kyste même, qui se rompt dans la plèvre ou dans le péritoine.

BIBLIOTHÈQUE NATIONALE R.F. IMPRIMÉS

CHAPITRE IV.

DIAGNOSTIC.

Le diagnostic de la cause de l'ictère dans les kystes hydatiques repose, on le comprend, tout entier sur le diagnostic de la tumeur hépatique. Si l'existence de ce kyste est méconnue, forcément une erreur sera commise, ou le médecin restera hésitant entre les différentes formes de l'hépatite aiguë ou chronique. Or, le kyste reste souvent méconnu :

1° Par le défaut de renseignements précis fournis par le malade ou l'absence de commémoratifs ;

2° Par suite du peu de volume de la tumeur, qui ne forme pas à la surface du foie la saillie limitée et fluctuante qu'on s'attend à y trouver, ou par suite de son siège soit dans l'épaisseur de l'organe, soit à sa face inférieure, et c'est en général précisément le siège occupé par les kystes qui donnent lieu à l'ictère ;

3° Enfin par le fait même de cette persuasion que l'on a que les kystes hydatiques sont rarement accompagnés de jaunisse.

Les erreurs le plus souvent commises sont les suivantes : Quand il s'agit d'un ictère passager, provoqué par l'irritation congestive due à la présence de la tumeur, on croit à un ictère catarrhal simple.

L'erreur ne peut être évitée que par la recherche attentive de tous les signes qui caractérisent la présence d'un kyste hydatique dans le foie. On analysera avec soin les antécédents du sujet. La difficulté est que l'hydatide se développant avec la plus grande lenteur, sans causer ni douleur, ni malaises et souvent sans que le patient ait conscience de sa présence, les renseigements sont d'ordinaire négatifs ou très vagues. Une sensation de pesanteur ou de tiraillement habituel à l'épigastre et dans l'hypochondre droit, une certaine gêne de la respiration, c'est là le plus souvent les seuls signes qu'accusent les malades.

Il faut donc étudier minutieusement par la palpation et la percussion les caractères de la matité du foie. Généralement cet organe est augmenté de volume ; cette augmentation peut être le fait de la simple congestion du parenchyme. Mais l'hypertrophie du foie due à un kyste n'est pas uniforme.

« Si la tumeur se développe en haut, dit Murchison, le contour arqué, qu'affecte ordinairement la limite supérieure de la matité hépatique, se trouvera exagéré ; si elle se développe en bas, on constatera que la limite inférieure de la matité hépatique sera normale à certains endroits, tandis que dans d'autres on trouvera une tnmeur abrupte saillante.

Il n'est pas rare de lui voir prendre une direction latérale, et causer une voussure plus ou moins prononcée des côtes ; dans ce cas on peut prendre la malade pour un empyème. C'est dans le lobe droit du foie que la tumeur se développe habituellement.

L'hypertrophie du foie et la voussure de la partie supérieure de l'abdomen, coïncidant avec une poussée d'ictère, peuvent causer une autre erreur et faire croire à une cirrhose hypertrophique. Dans la cirrhose hypertrophique, en effet, telle que l'a décrite M. Hanot dans sa thèse inaugurale, cette déformation est la règle, et on constate à l'épigastre une masse volumineuse qui soulève la paroi et fait bomber les fausses côtes droites et la partie sus-ombilicale de l'abdomen. Comme, d'autre part, l'ictère procède souvent par poussées irrégulières, on comprend sans peine que le diagnostic sera souvent malaisé. C'est sur les caractères mêmes de l'hypertrophie, sur l'uniformité du développement du foie, l'absence de voussure limitée, de fluctuation appréciable, les antécédents alcooliques du sujet, l'existence ordinaire d'une teinte subictérique des conjonctives et de la peau, qui persiste dans l'intervalle des poussées aiguës et qui manque totalement dans le kyste hydatique, qu'il faudra s'appuyer pour fonder son diagnostic. Mais il faut savoir que ce diagnostic est souvent presque impossible et que des médecins exercés ont pu enfoncer un trocart dans un foie cirrhosé, croyant avoir affaire à une tumeur hydatique.

Dans les cas où le kyste se rompt ou s'ouvre dans les voies biliaires et que le passage des hydatides dans le canal cholédoque amène tous les symptômes de la colique hépatique, le diagnostic est à faire avec la lithiase biliaire. Mais il faut reconnaître qu'il n'est pas le plus souvent possible, et que, dans la plupart des cas que nous avons rapportés, il n'a pas été fait. Si en effet les caractères de la tumeur hydatique ne sont pas nettement appréciables, si la voussure des cotes n'appelle pas l'attention vers l'idée d'un kyste, aucun signe différentiel ne permet de reconnaître une colique hydatique d'une colique calculeuse.

Dans l'observation III, le diagnostic fut posé par Murchison dès les premiers instants, dans tous ses détails. Mais les commémoratifs étaient très nets et la tumeur était révélée par l'examen du foie. Voici comment Murchison formula son diagnostic. « Ce fait que la tumeur contenait du liquide et qu'elle avait probablement existé pendant des années sans provoquer des symptômes, indiquait une hydatide. La douleur aiguë, suivie d'ictère, avec celles dépourvues de bile, indiquait également que cette hydatide avait une communication avec le conduit biliaire principal et l'avait obstrué; d'un autre côté, l'accroissement de la tumeur, la fièvre et la grande prostration, s'expliquaient par l'inflammation de la poche consécutive à la pénétration de la bile. »

L'autopsie confirma pleinement ce diagnostic.

Ce cas est exceptionnel. La règle est que la cause des coliques ne peut être reconnue que lorsque les hydatides qui obstruaient le canal cholédoque passent dans le duodénum et de là dans les selles. C'est ce qui est arrivé dans le cas du Dr Dourlen, que nous avons rapporté plus haut. On crut à de la lithiase biliaire jusqu'au jour où le malade trouva dans les selles une demi-douzaine d'hydatides du volume d'une noisette.

D'autre part il faut savoir que les deux affections, lithiase biliaire et kyste hydatique peuvent coexister et qu'on a vu des malades rendre à la fois par l'anus des calculs et des hydatides. Il en fut ainsi dans l'observation de Gaitckell oú le malade finit par guérir après avoir rendu plus de mille hydatides mêlées à des calculs biliaires. L'observation suivante, citée par Davaine, est un cas analogue.

Observation XXXVI.

Tumeur dans la région du foie. Coliques hépatiques. Hydatides et calculs biliaires rendus par les selles (1).

Une demoiselle de cinquante ans, lymphatique, obèse, valétudinaire, éprouve à la fin de janvier 1846, de vives douleurs par-

(1) Perrin. Cité par Davaine. Traité des entozoaires, p. 497, et Fauconneau-Dufresne, Traité de l'affection calculeuse du foie et du pancréas, 1851, p. 292.

tant de l'épigastre. Le 31 du mois suivant, elles reparurent brusquement et avec violence, accompagnées de nausées et de vomissements. Ventre météorisé, douloureux. Pouls petit, concentré. Des fomentations émollientes, huileuses, soulagèrent peu : mais un laxatif produisit d'abondantes évacuations alvines qui firent du bien. Cependant le foie dépassait les fausses-côtes, et l'on croyait sentir une fluctuation au-dessous de celles-ci. La douleur forçait la malade à se pencher en avant.

Trois semaines après, nouvelles douleurs plus violentes et plus longues. Les urines sont couleur rhubarbe. Efforts expulsifs qui amènent d'abondantes matières glaireuses, où se trouvent des hydatides et des concrétions friables.

Pendant quatre mois, tous les trois septénaires, à jour fixe, coliques hépatiques, accompagnées d'évacuations abondantes dans lesquelles sont des hydatides et des calculs biliaires au milieu d'une bile gluante.

Le 4 avril, eut lieu la dernière colique ; le foie restait douloureux et proéminent, ne pouvant supporter la moindre pression ; pas de fièvre.

Un traitement varié, et enfinune saison à Vichy, sur le conseil de M. Prunelle, amenèrent la guérison.

Voici les signes indiqués par Murchison pour distinguer les cas de kyste ouvert dans les voies biliaires de ceux où l'on a affaire à une affection calculeuse :

« 1° Les signes physiques indiquant une augmentation de volume du foie produite par des hydatides, en même temps qu'on constatera peut-être un affaissement de la tumeur dès l'apparition de la douleur.

« 2° La présence, dans la plupart des cas, des symptômes de fièvre persistante, avec accélération du pouls et élévation de la température, ajoutés à ceux de la colique biliaire ; mais la bile pénètre de son côté dans le kyste, y détermine par suite de l'inflammation et de la suppuration, et par suite la fièvre. Cependant si des vésicules continuent à traverser les voies biliaires longtemps après l'ouverture de la tumeur, il peut y avoir des coliques biliaires sans fièvre.

3° Le diagnostic sera complété par la découverte de vésicules hydatiques dans les évacuations alvines. »

D'autres parasites que les échinocoques peuvent pénétrer dans les voies biliaires, les obstruer et donner lieu à de l'ictère. Le *distome hépatique*, si fréquent chez les moutons, s'est rencontré depuis dans les voies biliaires de l'homme mais, dans la plupart des cas cités par Davaine, il n'existait pas d'ictère.

Le phénomène n'est noté que dans le cas de Biermes, publié par Leuckart (1), chez un soldat de Sumatra, renvoyé en Europe avec un ictère qui augmenta rapidement. Reçu à la clinique médical de Zurich, le malade était ictérique au plus haut degré, très amaigri, mais sans fièvre, ni douleurs. Le foie n'était pas tuméfié. Plus tard survinrent des douleurs hépatiques, puis des parotidites, des ecchymoses scorbutiques, enfin une pneumonie avec délire qui amena la mort. L'autopsie montra une périhépatite adhésive et une oblitération complète du conduit hépatique à son point de division. Ces deux lésions étaient la conséquence du parasitisme d'un distome hépatique qui fut trouvé dans le canal cholédoque.

Les canaux biliaires étaient fortement distendus et remplis, aussi bien que la vésicule du fiel, d'une bile assez boueuse.

On comprend que dans de pareils cas le diagnostic ne pourrait être établi que par la constatation du parasite soit dans les vomissements, soit dans lès garde-robes.

L'engagement des lombrics dans les voies biliaires peut

(1) Leuckhart, Die Menscliliche**n** Parasiten, etc., 1865, t. I, p. 580.

déterminer les mêmes accidents, coliques et ictère. « Le célèbre médecin Buonaparte (de Pise), dit Davaine, trouva un lombric assez grand dans le canal cholédoque. Il attribua avec toute raison l'ictère auquel avait succombé le malade à la présence de ce lombric (1). » Broussais rapporte le fait suivant : « Un militaire souffrait beaucoup dans la région du foie et par tout l'épigastre. Il était jaune, la fièvre était violente, l'agitation à son comble; le tout accompagné d'une respiration suspirieuse et de mouvements convulsifs. Il périt au bout d'une quinzaine de jours. Je rencontrais un foie de couleur naturelle, quoique assez tuméfié par l'engorgement sanguin; mais ce qui m'étonna le plus, ce fut de découvrir dans le duodénum un énorme lombric, à moitié engagé dans le canal cholédoque, et un autre non moins considérable, qui s'était introduit jusque dans le parenchyme du foie en suivant la même route où s'était engagé le précédent (2). »

« Le Dr Freille, dit Fauconneau-Dufresne, m'a raconté qu'un sapeur, âgé de 18 ans, se trouvait, pendant l'été de 1806, à l'hôpital d'Udine, ayant de la fièvre, des vomissements, une douleur vive à la région du foie et de l'ictère, Il mourut, et M. Freille trouva un long ver lombric engagé dans les conduits cholédoque et hépatique (3). »

M. Vinay a publié en 1869, dans le *Lyon médical*, une observation d'ictère généralisé tenant à la présence de lombrics dans les voies biliaires (4). Enfin Murchison dit

(1) Davaine. Loc. cit., p. 160.

(2) Broussais. Hist. des phlegmasies chroniques, 1826, t. III, p. 272.

(3) Fauconneau Dufresne. Loc. cit., p. 279.

(4) Vinay. Observation d'ictère généralisé tenant à la présence de lombrics dans les voies biliaires. Lyon médical, 1869, t. I, p. 251.

avoir vu à l'hôpital général de Vienne une pièce, montrant le canal cholédoque dilaté au point qu'il était aussi gros que le pouce d'un adulte et obstrué par une forte masse de lombrics.

Ces cas, en somme sont excessivement rares ; il en existe il est vrai, un plus grand nombre d'observations que celles que nous venons de citer ; mais la présence des lombrics dans le foie ne s'accompagnait pas d'ictère (1).

Quoi qu'il en soit, dans aucun des cas connus, l'existence des lombrics n'a été soupçonnée. Et si nous avons cru devoir faire mention de cette cause d'ictère, il est bien certain qu'au lit du malade, il n'y a guère lieu de la faire entrer en ligne de compte au point de vue du diagnostic.

Il est enfin une forme de kyste hydatique du foie dont la nature est restée longtemps obscure et qu'on décrivit d'abord sous le nom de *tumeur colloïde alvéolaire*. Virchow assigna à cette affection la place qu'elle doit occuper en démontrant par l'examen d'un cas très remarquable qu'elle est constituée par une forme particulière de kystes hydatiques, et il l'appela *tumeur hydatique multiloculaire à tendance ulcéreuse*. L'ictère est un symptôme constant de cette variété d'hydatides ; et, bien que l'ictère de cette affection spéciale ne rentre pas à proprement parler dans le cadre que nous nous sommes tracé, nous croyons nécessaire d'indiquer en quelques mots les symptômes qui la caractérisent, afin de voir si le diagnostic en est possible avec les kystes ordinaires compliqués d'ictère.

Parmi ces symptômes, le plus marquant, et, nous l'avons

(1) Voir sur ce sujet Bonfils. Des phénomènes pathologiques déterminés par la présence dans les canaux biliaires. Arch. de méd., juin 1858, p. 661.

dit, il est constant, c'est une coloration ictérique, qui se fonce de plus en plus et arrive graduellement aux nuances les plus accentuées de l'ictère vert et de l'ictère noir. Cet ictère existe dès le début de la maladie et persiste toujours jusqu'à la mort. Dans la plupart des cas il précède tous les autres symptômes, ou bien la maladie débute à la fois par de l'ictère de la diarrhée, avec sensation de pesanteur à l'épigastre et dans l'hypochondre.

Mais, comme dans les cas de kyste hydatique ordinaire, on ne doit pas croire que l'ictère marque le début des lésions hépatiques. L'examen des lésions à l'autopsie montre qu'elles ont dû commencer à se développer bien avant l'apparition des premiers symptômes. Dans le cas de Virchow, la durée de l'ictère, c'est-à-dire la durée apparente de la maladie, a été de deux mois seulement, et cependant l'étendue considérable des tumeurs et des foyers ulcéreux dont elles étaient creusées, l'abondance du tissu conjonctif, l'épaississement cartilagineux de la capsule de Glisson, démontraient que ces lésions avaient dû exiger, pour atteindre un pareil degré de développement, un laps de temps beaucoup plus considérable.

On doit donc admettre que ces kystes multiloculaires existent à l'état latent pendant une période plus ou moins longue, ne donnant lieu qu'à des symptômes vagues et de peu d'importance, et que l'ictère survient lorsque la tumeur a acquis un volume assez considérable pour intéresser un grand nombre de canaux biliaires à l'intérieur du foie, et déterminer ainsi un stase de la bile dans une grande étendue, ou lorsque les échinocoques, en envahissant jusqu'aux gros troncs biliaires, arrêtent complètement l'écoulement de la bile dans le duodénum.

Dans le cas de Friedreich, qui a publié un travail intéressant sur cette question, travail auquel nous empruntons une partie de ces détails (1), les canaux hépatiques et cholédoques étaient oblitérés par des masses d'échinocoques. Dans celui de Virchow et dans une autre observation de Buhl, les gros troncs biliaires étaient libres ; l'ictère était dû à la compression du canal cholédoque par des tumeurs noueuses situées au niveau du hile du foie.

En général, l'affection est indolente, sauf complication de péritonite. Dans un cas d'Erismann, le malade éprouva subitement, dans les premiers temps de la maladie, une douleur vive dans l'hypochondre droit, douleur qui persista pendant plusieurs heures, et qui était due sans doute au passage des échinocoques dans les canaux biliaires.

Comme dans nos cas d'ictère dans les kystes ordinaires, l'ictère des kystes multiloculaires détermine un amaigrissement rapide, la perte des forces, la sécheresse de la peau, la pigmentation de l'urine, la décoloration des selles; enfin un prurit insupportable et des hémorrhagies multiples. Chez le malade de Virchow et celui de Friedreich, la mort fut hâtée par des hémorrhagies abondantes dans divers organes. Dans deux autres cas, on observa les symptômes de l'ictère grave, prostration, délire fugace, somnolence et stupeur.

On voit que ces symptômes d'une manière générale sont ceux de tout ictère chronique ; d'autre part, l'ictère peut être produit, comme dans les kystes ordinaires, par la compression des gros canaux, par leur obstruction, par des vésicules d'hydatides. Il est donc impossible de différencier

(1) Friedreich. Sur les kystes hydatiques multiloculaires du foie. Archiv. für patholog. anatomie, 1865, t. XXX, p. 16. Voir aussi la thèse de M. Carrière. De la tumeur hydatique alvéolaire. Th. Paris, 1868.

les deux variétés d'ictère, puisque les symptômes et les causes même sont identiques. Reste l'examen physique de la région hépatique. Mais de ce côté encore les signes différentiels n'ont pas grande valeur. Chez tous les malades atteints de kyste alvéolaire, on a noté une augmentation du volume du foie: chez plusieurs elle était assez considérable pour donner lieu à une voussure manifeste de l'hypochondre droit et des dernières fausses côtes. La partie du foie accessible à la palpation présente généralement une surface lisse, et dans la plupart des observations on insiste sur l'absence d'irrégularités ou de nodosités à la surface de l'organe. Freidreich, en décrivant la tumeur hydatique alvéolaire, indique cependant parmi les signes de cette affection une dureté cartilagineuse et un état bosselé du foie. Or il n'existe que deux observations qui soient conformes à la description de Frerichs, les observations de Griesinger et de Buhl. Dans le cas de Buhl on vit apparaître, vers la fin de la vie, à la surface du foie, des tumeurs dures et bosselées. Chez le malade de Griesinger, il existait une tumeur bosselée, à droite de l'ombilic, tumeur qui augmenta progressivement de volume et finit par envahir tout l'hypochondre droit et la région hypogastrique; elle était dure comme du cartilage dans quelques points et fluctuantes dans d'autres.

Dans ces cas, on le comprend, c'est avec le cancer du foie que le diagnostic est à faire, et le plus souvent il est impossible.

Mais, en règle générale, les kystes hydatiques multiloculaires ne donnent lieu que rarement à la formation de tumeurs solides ou fluctuantes, accessibles à la palpation et susceptibles de faire porter le diagnostic d'une tumeur hépatique.

« Ceci tient, dit Friedreich, d'une part, à ce que l'épaississement de l'enveloppe du foie qui se produit au niveau de la colonie parasitaire apporte un obstacle au développement excentrique de la tumeur, et d'un autre côté, à ce que la lésion principale siège habituellement dans une partie du lobe droit, qui n'est guère accessible à la palpation, à savoir, la partie externe postérieure et supérieure. Les tumeurs multiloculaires ont d'ailleurs beaucoup moins de tendance que les kystes hydatiques ordinaires à prendre un développement considérable, parce qu'ils s'accroissent surtout par la multiplication endogène des échinocoques. »

Ainsi l'absence de tumeur serait un signe d'une certaine valeur qui pourrait faire pencher vers le diagnostic d'hydatide alvéolaire. Mais nous avons vu que précisément les kystes hydatiques ordinaires qui s'accompagnent d'ictère siègent de préférence à la face inférieure ou dans l'épaisseur du foie, et que, si l hypertrophie du foie est aisée à constater, il est le plus souvent impossible de délimiter une tumeur.

Il existe pourtant un signe, qui, dans le cas ou une hydatide serait soupçonnée, permettrait d'affirmer l'existence d'un kyste alvéolaire : c'est l'hypertrophie de la rate. Tandis que dans le kyste ordinaire, comme dans d'autres tumeurs du foie, la rate est normale ou même atrophiée, dans le kyste multiloculaire, elle a été trouvée dans presque tous les cas volumineuse et ramollie. Cette tuméfaction atteignait chez quelques malades des dimensions considérables. Chez le malade d'Erismann, la rate mesurait 20 centimètres de long sur 12 centimètres de large; dans un autre cas, elle était triplée de volume.

Enfin le diagnostic serait assuré, si l'on reconnaissait dans les selles des échinocoques offrant des traces manifestes de prolifération excentrique. Les hydatides des kystes alvéolaires se distinguent en effet nettement des hydatides ordinaires par les diverticules disposés le long de la vésicule, et lui donnent parfois l'aspect d'une grappe de raisin. Voici comment Friedreich décrit ces vésicules. « En se servant d'une pince, il était facile de retirer des cavités la matière gélatineuse sous forme de masses arrondies, jaunâtres, plus ou moins volumineuses; dans aucun point, elles n'adhéraient intimement à la face interne des cavités. En étalant ces masses, avec des épingles, sur le porte-objet du microscope, on reconnaissait à l'œil nu qu'elles étaient constituées *par des vésicules a garnies de diverticules diversement disposés, revêtant parfois l'aspect d'une grappe de raisin.* Dans les alvéoles, ces vésicules étaient tassées, aplaties et étroitement serrées les unes contre les autres. Leurs parois avaient une transparence cristalline, une couleur jaunâtre, et leur épaisseur était fort variable. L'examen microscopique faisait voir qu'elles présentaient de la manière la plus évidente la structure lamellaire caractéristique des membranes d'échinocoques. Les couches stratifiées étaient, dans divers points, écartées les unes des autres dans une étendue plus ou moins considérable, et dans ces interstices on voyait une substance légèrement granuleuse, qui devenait en grande partie transparente par l'acide acétique et les alcalis caustiques, et qui paraissait être formée presque exclusivement par une matière protéique; elle contenait en outre quelques granulations calcaires et graisseuses. Dans quelques points, là où l'écartement des lamelles était très considérable, la matière contenue dans cet écartement était au contraire composée principalement de graisse et de sels calcaires; là cet écartement était parfois tellement considérable, qu'il en résultait des bosselures saillantes à la face externe de la vésicule. Je n'ai rien observé qui permet de considérer, comme l'a fait Leuckart, cette dissociation des lamelles comme un mode d'accroissement des vésicules. L'opinion de Leuckart a déjà été réfutée par les observations de Naunyn. J'ai pu, par contre, constater la formation de vésicules secondaires par une sorte de refoulement excentrique de toute l'épaisseur de la membrane, de telle sorte que leur cavité secondaire communiquait d'emblée avec celle de la vésicule mère. La dissociation des lamelles dont il s'agit m'a paru être l'indice de l'âge avancé et d'une sorte de décrépitude de la vésicule mère. »

CHAPITRE V.

PRONOSTIC ET TRAITEMENT.

Le pronostic de l'ictère dans les kystes hydatiques varie suivant la cause qui a déterminé cette complication. S'il ne s'agit que d'un ictère par congestion, résultat d'une irritation passagère provoquée par le kyste, le pronostic comportera évidemment moins de gravité que dans les cas d'ictère par obstruction biliaire. Il ne faut pas cependant se hâter, même dans les cas où le diagnostic sera possible, de considérer la complication comme sans grande importance. Outre que cet ictère indique un trouble notable apporté par le kyste dans le fonctionnement du foie, il est difficile d'affirmer que la cause en est purement dans une irritation de voisinage. Et il est fort possible qu'après avoir regardé l'ictère comme un ictère par congestion, on soit obligé au bout d'un certain temps de craindre une obstruction ou une compression des voies biliaires. Le pronostic dans tous les cas doit donc être réservé par un médecin prudent.

Dans les cas où l'ictère est dû à un obstacle quelconque apporté au cours de la bile, le pronostic est immédiatement fort grave. Qu'il s'agisse de compression ou d'obstruction antérieures des canaux biliaires, le malade est menacé d'une terminaison fatale. Dans le cas de compression, c'est l'angiocholite subaiguë, avec ses conséquences habituelles sur le tissu cellulaire péri-canaliculaire, qui va se développer fatalement. Dans le cas d'obstruction par les vésicules hydatiques à la suite de la rupture du kyste, aux dangers de l'angiocholite vont s'ajouter ceux qui résultent de la pénétration dans les canaux biliaires des produits contenus dans la cavité kystique, produits qui peuvent n'être que l'eau limpide des kystes simples au début, mais qui à la longue, au contact de la bile, s'altèrent et fournissent une cause d'irritation qui amènera la suppuration des voies biliaires.

Le pronostic dans les cas d'ouverture dans les canaux de la bile n'est pourtant pas absolument fatal, et plusieurs de nos observations prouvent que, même quand l'angiocholite a été assez grave pour produire une fièvre intermittente hépatique prolongée, la guérison n'est pas impossible.

Peut-on favoriser par un traitement approprié cette terminaison heureuse? Pour les cas où il s'agit d'ictère par congestion, il ne faut pas hésiter à recourir aux révulsifs locaux, ventouses sèches et scarifiées, vésicatoires, etc. Mais dans les cas où l'ictère est dû à la compression et à l'obstruction des canaux, que faut-il faire?

D'une manière générale, le traitement des kystes hydatiques se résume dans ces trois questions : Doit-on intervenir? Quand doit-on intervenir? Comment doit-on intervenir?

Quand il s'agit de kystes simples sans complications, la première question peut être et a été discutée. Toute intervention, en effet, même réservée, dit M. le professeur Gosselin, expose à la suppuration, et la suppuration des grands kystes hydatiques a des dangers, dangers augmentés, quand il s'agit du foie, par la présence du péritoine.

Ce danger se trouve encore augmenté dans les cas dont nous nous occupons par la rupture du kyste et le travail inflammatoire qui se fait au voisinage ou dans la paroi de la tumeur. On peut donc encore se demander si l'intervention n'est pas nuisible.

D'autre part, la communication du kyste avec les voies biliaires permet d'espérer la guérison spontanée, si aucune complication ne survient. On sait, en effet, que le contact de la bile est fatal aux hydatides, qui se flétrissent et subissent lentement la dégénérescence granulo-graisseuse. On a même conseillé l'injection directe de la bile dans le kyste, comme mode de traitement. Il semble donc indiqué, quand le kyste est ouvert dans les voies biliaires, de s'abstenir de toute intervention active. Il doit arriver, si l'angiocholite ne prend pas des proportions trop graves, si les hydatides sont expulsées par l'intestin, que la tumeur hydatique s'affaisse, se rétracte et finalement guérisse. Et de fait, c'est la terminaison qu'on peut voir dans plusieurs de nos observations, en particulier dans l'observation du professeur Lasègue.

Mais il ne faudrait pas toujours compter sur cette évolution heureuse. Les hydatides, même tuées par la bile, peuvent rester engagées dans le cholédoque. Les accidents de la rétention biliaire surviendront alors, et contre ces accidents on peut dire que toute thérapeutique est impuissante. Enfin, en arrière de l'obstacle, le kyste peut se rompre, comme dans le cas du professeur Charcot.

En raison de ces divers motifs, possibilité d'aggravation des phénomènes inflammatoires par une nouvelle cause d'irritation telle que la ponction, possibilité de guérison spontanée par la pénétration de la bile dans le kyste, enfin impuissance évidente en présence d'une obstruction du cholédoque par une hydatide, il paraît préférable de s'abstenir d'une intervention active dans le cas où l'on n'est pas certain d'une suppuration intra-kystique, et de se contenter de soutenir les forces du malade.

Mais s'il devient évident que la poche suppure, qu'une nouvelle cause d'épuisement et d'infection du malade se prépare, il est commandé d'intervenir. Comment?

Trois méthodes sont en présence : les ponctions aspiratrices répétées avec l'appareil de Dieulafoy ; la ponction avec un gros trocart et une sonde à demeure ; enfin l'ouverture large avec lavages antiseptiques de la cavité purulente.

Nous n'avons pas à discuter ici la valeur de ces trois procédés ; cette discussion rentre dans l'histoire générale du traitement des kystes hydatiques et ne présente rien de particulier pour le cas de kyste compliqué d'ictère. Les trois procédés comptent des succès. Nous pensons cependant que, grâce aux progrès accomplis par la méthode antiseptique, la large ouverture du kyste, faite comme pour l'opération de l'empyème, n'offre plus les dangers qu'on redoutait autrefois, et que ce procédé doit être préféré dans les cas où la certitude de la suppuration du kyste ne permet plus de temporiser.

CONCLUSIONS.

L'ictère est plus fréquent dans l'évolution des kystes hydatiques qu'on ne le croit généralement.

Il peut être produit soit par une simple congestion irritative du foie, soit par la compression des canaux biliaires, soit par l'ouverture des kystes dans les voies biliaires avec ou sans obstruction de ces voies.

La conséquence de la compression des gros canaux est une hépatite interstitielle due à l'angiocholite et à la périangiocholite, résultat de la rétention de la bile. Histologiquement, cette hépatite peut, dans certains cas, ressembler à celle de la cirrhose hypertrophique avec ictère; dans d'autres, c'est une simple hépatite diffuse sans multiplication des canalicules biliaires.

La conséquence de la rupture du kyste dans les voies de la bile, avec ou sans obstruction permanente du cholédoque, est une angiocholite aiguë qui souvent devient suppurative et aboutit à la formation de petits abcès biliaires disséminés.

Les symptômes de cette angiocholite sont les mêmes que ceux de l'angiocholite calculeuse; et une tumeur hydatique en s'ouvrant dans les canaux biliaires peut provoquer tous les phénomènes de la cholélithiase.

La constatation d'une tumeur offrant les caractères d'un kyste hépatique, avec la présence de vésicules d'hydatides dans les selles, peut seule assurer le diagnostic.

Les deux affections peuvent d'ailleurs coexister.

Le diagnostic du kyste hydatique simple avec ictère est à peu près impossible avec le kyste hydatique alvéolaire. L'hypertrophie de la rate dans ces derniers cas, et la présence dans les selles de vésicules à prolifération excentrique, pourraient pourtant faire reconnaître un kyste alvéolaire, affection d'ailleurs excessivement rare en France.

Le traitement doit être de préférence simplement palliatif, dans les cas où le kyste ne suppure pas. Dans les cas contraires, où la suppuration est évidente, il faut agir, et l'ouverture large du kyste avec les précautions de la méthode antiseptique est probablement alors le meilleur procédé.

TABLE LES MATIÈRES

BIBLIOTHÈQUE NATIONALE R.F. IMPRIMÉS

A. PARENT, imprimeur de la Faculté de Médecine, rue M.-le-Prince, 31.

A LA MÊME LIBRAIRIE

CARRIÉ. **Contribution à l'étude des causes empêchant l'ablation définitive de la canule après la trachéotomie chez les enfants.** In-8, 1879.. 2 fr.

DESEILLE. (J.). **De la médication salicylée dans le rhumatisme chez les enfants.** In-8, 1879.. 2 fr.

HUGUES. (J.-L.). **Quelques considérations sur le traitement de la phthisie pulmonaire par la créosote vraie,** In-8 1878....... 1 fr. 50

JULIO ORTIZ COFFIGNY. **Du rhumatisme cérébral et en particulier de son traitement** par la méthode réfrigerante in-8. 1881.

JUMON. **Etude sur les syphilis ignorées,** in-8. 1880.................. 2 fr.

LAGORGE (De). **De la méthode d'Esmarch** et en particulier de l'hémorrhagie capillaire consécutive. In-8 1879.................................. 2 fr.

LATTEUX (Dr). chef du laboratoire d'histologie de l'hopital Necker, lauréat de la Faculté de médecine de Paris, officier d'Académie. **Manuel de technique microscopique,** ou résumé des connaissances nécessaires a ceux qui commencent l'étude du microscope. 1 vol. in-8, avec figures dans le texte. 1877.. Br... 5 fr,
Rel.. 6 fr.

LE GARREC. **Etude sur l'emploi des bougies de Bénique dans le traitement des rétrécissement de l'urèthre.** In-8, 1876. ..... 2 fr.

MARTINET (J.). **Etude clinique sur l'uréthrotomie interne.** avec une planche en lithographie. Paris, 1876.................................... 2 fr.

PARROT. **Leçons cliniques sur les maladies des nouveau-nés.** Syphilis héréditaire, athrépsie, faites à l'hospice des enfants assistés. In-8, 1878.. 2 fr.

RAVAUD. **Essai clinique sur les nystagmus.** In-8. 1877......... 2 fr.
(Mention honorable.)

STEINER (J.). **Compendium des maladies des enfants à l'usage des étudiants et des médecins.** 1 vol. in-8, 1880. XXIII. 773 p. Br... 12 fr.
Traduit sur la 3e édition allemande par le Dr Keraval........ Rel.. 14 fr.

STOICESCO. **Du frisson (pathogénie et nature) ; sa valeur séméiologique pendant l'état puerpéral.** avec 34 tracés thermosphygmiques. In-8, 1876. (Ouvrage couronné)........................... 4 fr.

Paris. — A. PARENT, imprimeur de la Faculté de Médecine, rue M.-le-Prince, 29-31.

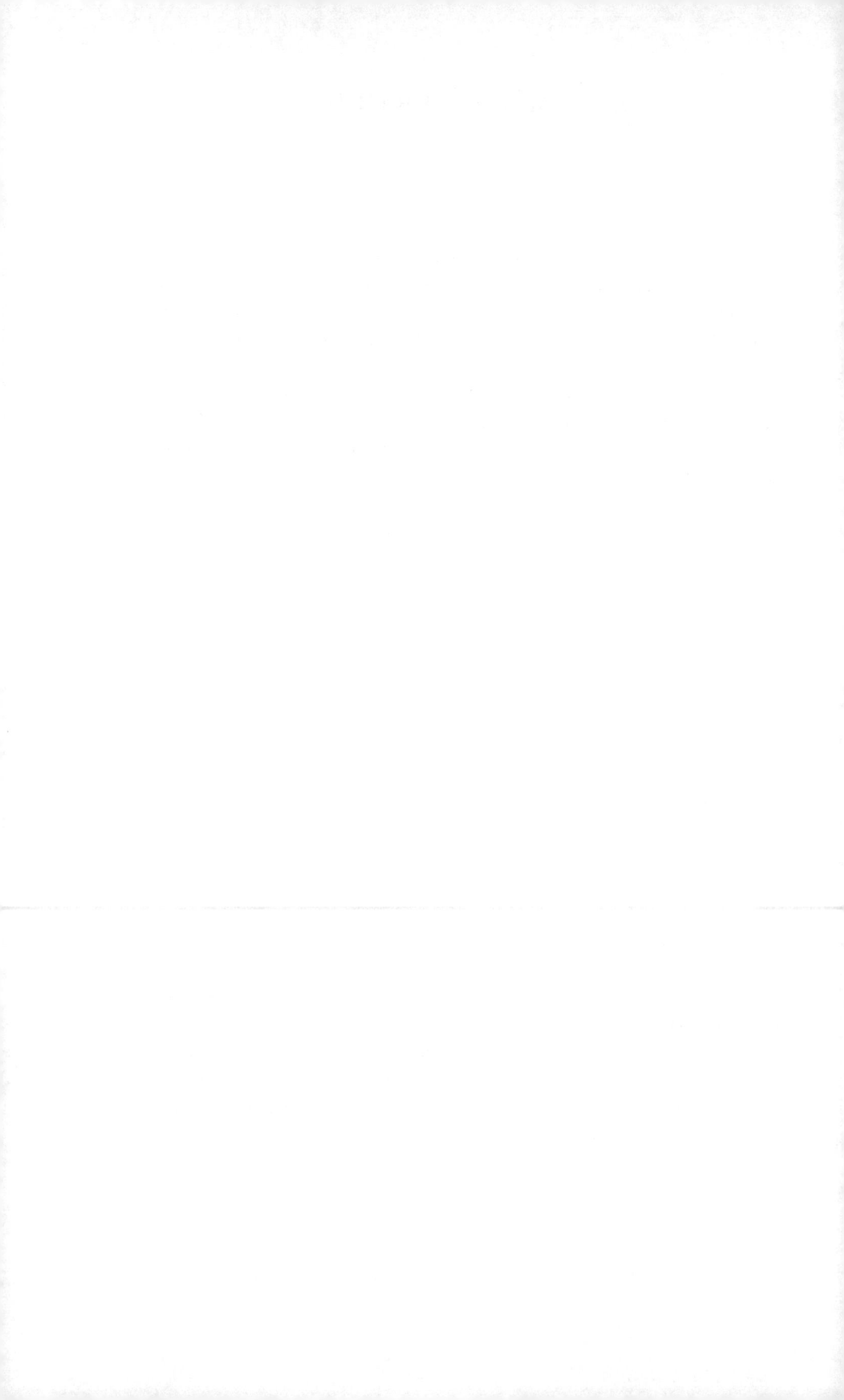

www.ingramcontent.com/pod-product-compliance
Ingram Content Group UK Ltd.
Pitfield, Milton Keynes, MK11 3LW, UK
UKHW012233240726
13966UKWH00003B/1072

9 782011 76473